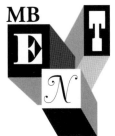

編集企画にあたって……

　頭痛は，日頃の耳鼻咽喉科外来にて頻繁に遭遇する疾患である．時に致死的頭痛も含まれていることから，迅速かつ適切な診断と治療が重要であるが，耳鼻咽喉科疾患に由来するものもあれば，耳鼻咽喉科の隣接臓器である眼科や脳神経疾患である場合，薬物が原因となる場合もあり，診察においては慎重を要する．また，小児の頭痛の特徴や，感染症でおきる頭痛の治療薬についても知っておきたい．

　「頭痛のプライマリ・ケア」では，プライマリ・ケア医に求められる頭痛のマネジメントの初期対応として，まず致死的頭痛の診断・除外を行い，その後一次性頭痛（片頭痛，緊張型頭痛，群発頭痛），そして致死的頭痛以外の二次性頭痛の診断を行うという重要な手順が記されている．12 の致死的頭痛をきたす疾患には，回転性めまいやふらつきを伴うことがあり，めまいを扱う耳鼻咽喉科医も外来で致死的頭痛に遭遇する可能性がある．耳鼻咽喉科疾患による頭痛と診断できない場合には，抱え込まずに総合診療科や，脳神経科などに紹介するべきであろう．耳鼻咽喉科疾患における頭痛では，頭痛をきたす耳疾患，鼻副鼻腔疾患，口腔咽頭疾患，頭頸部腫瘍疾患を挙げていただき，診断の要点などを解説していただいた．「頭痛をきたす眼科疾患」では，その多さに驚かされた．また緊急を要する急性閉塞隅角緑内障や動脈炎性虚血性視神経症について詳しく解説していただいた．「頭痛をきたす脳神経疾患」では，長年にわたる頭痛外来の経験に基づいた専門の立場からの頭痛診察の方法が述べられている．「頭痛をきたす小児疾患」では，重要な点は成人の場合と同様に致死的頭痛を見逃さないことであるが，成人よりも時間のかかる小児頭痛診療において便利な頭痛診療関連・支援ツールも紹介されている．「頭痛をきたす感染症」では，頭蓋内感染症，頭頸部感染症，全身感染症に分け，それぞれの診断と治療薬の選択，投与量など詳しく記されている．頭痛を診察するにあたり念頭にないのが，薬物を原因とする頭痛である．「頭痛をきたす薬物」では，頭痛を誘発する薬物について詳しく述べられている．どのような薬物で頭痛が起こり得るかも知っておかなくてはならない．

　本特集にご執筆いただきました先生方に感謝いたしますとともに，今後の耳鼻咽喉科外来での頭痛の診療の一助になれば幸いである．

2022 年 1 月

野中　学

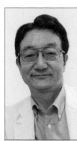

荒木　清
（あらき　きよし）

1982年	慶應義塾大学卒業
	慶應義塾大学病院，浦和市立病院，河北総合病院，さいたま市立病院，埼玉社会保険病院などを経て
2011年	東京都済生会中央病院小児科，部長

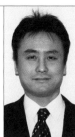

上條　朋之
（かみじょう　ともゆき）

1997年	奈良県立医科大学卒業
	同大学耳鼻咽喉科
1999年	国立がんセンター研究所支所リサーチレジデント
2001年	国立がんセンター東病院臨床レジデント
2004年	奈良県立医科大学耳鼻咽喉科，助手
2007年	静岡県立静岡がんセンター頭頸部外科，副医長
2009年	同，医長
2021年	都立駒込病院耳鼻咽喉・頭頸部腫瘍外科，医長

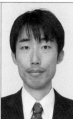

杉本　賢文
（すぎもと　さとふみ）

2006年	名古屋大学卒業
	トヨタ記念病院，初期臨床研修医
2008年	同病院，後期臨床研修医
	名古屋大学耳鼻咽喉科入局
2011年	あいち小児保健医療総合センター耳鼻いんこう科
2014年	名古屋大学大学院修了（医学系研究科博士課程細胞情報医学専攻）
2015年	同大学大学院医学系研究科頭頸部・感覚器外科学耳鼻咽喉科，助教

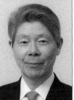

市村　恵一
（いちむら　けいいち）

1973年	東京大学卒業
	同大学耳鼻咽喉科入局
1979年	浜松医科大学耳鼻咽喉科，講師
1985年	東京都立府中病院耳鼻咽喉科，医長
1988年	東京大学耳鼻咽喉科，講師
1993年	同，助教授
1999年	自治医科大学耳鼻咽喉科，教授
2012年	同大学，副学長
2014年	同大学，名誉教授
	石橋総合病院，統括理事，院長
2019年	東京みみ・はな・のどサージクリニック，名誉院長

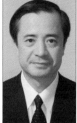

柴田　護
（しばた　まもる）

1992年	慶應義塾大学卒業
1996年	同大学大学院医学研究科博士課程（内科学）修了
	同大学医学部，助手（内科学・神経内科）
2002年	米国 Harvard Medical School 細胞生物学部門博士研究員
2005年	慶應義塾大学，助手（医学部内科学・神経内科）
2006年	国立病院機構東京医療センター神経内科，医員
2008年	慶應義塾大学医学部内専任講師
2019年	同大学，准教授（医学部内科学）
2020年	東京歯科大学市川総合病院神経内科，部長・教授

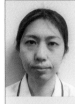

野中　学
（のなか　まなぶ）

1985年	日本医科大学卒業
1985〜87年	同大学耳鼻咽喉科，研修医
1991年	同，医員助手
1995年	同，講師
2007年	同，准教授
2010年	東京女子医科大学耳鼻咽喉科，准教授
2012年	同，臨床教授
2018年	同大学耳鼻咽喉科学，教授・講座主任
2020年	同大学アレルギー総合医療センター，副センター長
2021年	同大学耳鼻咽喉科学，教授・基幹分野長

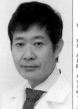

岩佐　真弓
（いわさ　まゆみ）

2008年	東京大学卒業
	青梅市立総合病院，初期研修医
2010年	井上眼科病院，後期研修医
2010〜11年	順天堂大学浦安病院眼科
2011年	井上眼科病院
2021年	北里大学医学博士取得

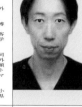

清水　俊彦
（しみず　としひこ）

1986年	日本医科大学卒業
	東京女子医科大学脳神経外科学教室入局
1988年	同大学大学院入学
1992年	同大学大学院修了（医学博士号取得）
現：東京女子医科大学脳神経外科客員教授，獨協医科大学脳神経内科臨床准教授
下記，頭痛外来にて診療
東京女子医科大学病院本院および同東医療センター脳神経外科頭痛外来，獨協医科大学病院脳神経内科頭痛外来，汐留シティセントラルクリニック（東京都港区），マミーズクリニック（東京都目黒区），大島医療センター（東京都大島町），小山すぎのおクリニック（栃木県小山市），脳と心のクリニック（茨城県阿見町）

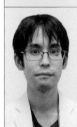

海老澤　馨
（えびさわ　けい）

2010年	東北大学卒業
	みやぎ県南中核病院初期研修医
2012年	同病院呼吸器内科
2013年	神戸大学医学部附属病院総合内科
2014年〜	同病院感染症内科，医員
2020年〜	同病院感染制御部，副部長（兼任）

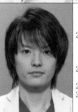

進藤　達哉
（しんどう　たつや）

2013年	神戸大学卒業
	神戸市立医療センター中央市民病院，初期臨床研修医
2015年	同病院総合内科，後期研修医
2018年	同，医員
2020年	亀田ファミリークリニック館山家庭医診療科
2021年	亀田総合病院産婦人科兼務

向井　昌功
（むかい　まさよし）

2013年	奈良県立医科大学卒業
	神戸市立医療センター中央市民病院，初期研修医
2015年	がん感染症センター都立駒込病院耳鼻咽喉科・頭頸部腫瘍外科，後期研修医
2019年	東京女子医科大学耳鼻咽喉科入局
2021年	同，助教

WRITERS FILE ライターズファイル（50音順）

CONTENTS 頭痛を診る—耳鼻いんこう科外来での pitfall—

編集企画／野中　学
東京女子医科大学教授

Monthly Book ENTONI　No. 268/2022. 3　目次
編集主幹／曾根三千彦　香取幸夫

【ENTONI® （エントーニ）】
ENTONIとは「ENT」（英語のear, nose and throat：耳鼻咽喉科）にイタリア語の接尾辞 ONE の複数形を表す ONI をつけ，耳鼻咽喉科領域を専門とする人々を示す造語．

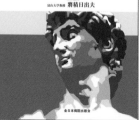

MB ENT, 268：1-6, 2022

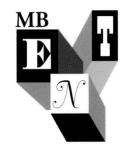

◆特集・頭痛を診る─耳鼻いんこう科外来での pitfall─

頭痛のプライマリ・ケア

進藤達哉*

Abstract 頭痛は他に原因となる疾患がなく頭痛そのものが問題である一次性頭痛と，背景に原因疾患が存在している二次性頭痛に大別される．頭痛を主訴に家庭医診療所や総合診療科外来を受診される患者は非常に多く，エビデンスに基づいて致死的な頭痛を除外することや，頻度の高い頭痛を適切に診断し治療を行うことがプライマリ・ケアの現場では求められている．耳鼻咽喉科の先生方が日常診療の傍ら頭痛患者のマネジメントも行うことは現実的に困難と考えられるため，困った際はプライマリ・ケアのプロである家庭医や総合診療医に気兼ねなく相談いただきたい．

Key words 一次性頭痛(primary headache)，二次性頭痛(secondary headache)，片頭痛(migraine)，緊張型頭痛(tension-type headache)，群発頭痛(cluster headache)

はじめに

プライマリ・ケア医にとって頭痛は非常にcommon な problem であるが，一方で頭痛を主訴に耳鼻いんこう科をまず受診する患者は少ないと思われる．このため，本稿がどこまで先生方のお役に立てるのかはわからないが，例えば過去に副鼻腔炎を耳鼻いんこう科で治療してもらった患者などであれば，頭痛を主訴に先生方の元へ受診することもあるかもしれない．稀な状況とは思われるが，救急外来や一般外来でそういった患者と出会った際に参考にしていただければ幸いである．

プライマリ・ケア領域における頭痛

上述のようにプライマリ・ケア領域において頭痛は非常にcommon な problem であり，家庭医診療所を受診する患者の主訴の上位 10 位以内に入っている(表 1)[1]．

また，2018 年 4 月より新専門医制度がスタートし，プライマリ・ケアのプロである「総合診療専門医」の専門研修も開始となった．この研修目標・経験目標にも「頭痛」は含まれており，具体的には表 2 に記したマネジメントがプライマリ・ケアを担う医師に求められている[2]．このため本稿ではこれにそって解説する．

致死的頭痛の診断・除外

致死的頭痛としてはクモ膜下出血や細菌性髄膜炎が有名であるが，他にも多くの疾患がある[3]．詳しくは p.8 以降にそれぞれの専門家が詳しく解説されているのでそちらを参照していただきたい．大切なことは頭痛の原因が必ずしも頭蓋内にあるとは限らないということである．それらを踏まえ致死的頭痛の一例と特徴を表 3 にまとめた．まずは病歴と身体所見でこれらの特徴がないか評価し，必要に応じて CT・MRI や腰椎穿刺などの精査を迅速に行う．とは言え初学者からすると「必要に応じて」が具体的にどういう時なのかわからず，結果として見落としや過剰検査の原因になりやすい．このため本稿では精査基準(表 4)[4]なら

* Shindo Tatsuya，〒 294-0051 千葉県館山市正木 4304-9 亀田ファミリークリニック館山／亀田総合病院産婦人科(兼務)

表 1. 各国における性別／年齢分布で標準化したもっとも頻度の高い受診理由群

順位	日本	アメリカ	オランダ	ポーランド
1	咳／くしゃみ／鼻閉	咳／くしゃみ／鼻閉	咳／くしゃみ／鼻閉	咳／くしゃみ／鼻閉
2	発熱／悪寒	腰・背中・脇腹の症状	腰・背中・脇腹の症状	喉・声・扁桃腺の症状
3	喉・声・扁桃腺の症状	喉・声・扁桃腺の症状	腹痛	発熱／悪寒
4	皮膚の発赤	発熱／悪寒	疲労	腹痛
5	**頭痛**	**頭痛**	息切れ／喘鳴	腰・背中・脇腹の症状
6	嘔気／嘔吐	皮膚の発赤	皮膚の発赤	胸痛／圧迫感
7	下痢	疲労	発熱／悪寒	排尿の症状
8	腹痛	息切れ／喘鳴	喉・声・扁桃腺の症状	皮膚の発赤
9	腰・背中・脇腹の症状	耳痛	局所の皮膚腫脹	**頭痛**
10	胃痛／胸やけ	膝の症状	**頭痛**	視力の問題

表 2. プライマリ・ケア医に求められる頭痛のマネジメント

＜鑑別すべき疾患＞
Common：一次性頭痛（片頭痛，緊張型頭痛，群発頭痛）
Critical：二次性頭痛（クモ膜下出血，脳出血，髄膜炎，脳腫瘍，緑内障，巨細胞性動脈炎など）
＜初期対応＞
1）致死的頭痛の診断・除外
2）一次性頭痛の診断
3）二次性頭痛の診断
＜問題解決に結びつける経験＞
1）危険な頭痛を疑う場合は頭部 CT や腰椎穿刺を行い専門医に相談する
2）重症度や緊急度に応じて迅速な救急処置を行う
3）致死的頭痛でない場合，一次性，その他二次性頭痛の鑑別を行う

表 3. 致死的な二次性頭痛とその特徴

疾患	特徴
クモ膜下出血	雷鳴頭痛，失神，意識障害，嘔吐，痙攣，高血圧
脳卒中	雷鳴頭痛，神経局所症状，意識障害，痙攣，高血圧
脳・頸部動脈解離	雷鳴頭痛，後頸部痛，回転性めまい
脳静脈洞血栓症	雷鳴頭痛，複視，痙攣，神経局所症状，乳頭浮腫
髄膜炎・脳炎	発熱，髄膜刺激症状，意識障害
下垂体卒中	視力・視野障害，複視，嘔吐，雷鳴頭痛
急性緑内障発作	眼痛，視力・視野障害，毛様充血
巨細胞性動脈炎（側頭動脈炎）	高齢者，片側性の視力障害，顎跛行
可逆性後頭葉白質脳症（PRES）	意識障害，痙攣，視力低下，高血圧，雷鳴頭痛
一酸化炭素中毒	嘔気，ふらつき，意識障害
低血糖	嘔気，発汗，動悸，意識障害
褐色細胞腫	動悸，発汗，高血圧

（文献 3 をもとに筆者作成）

びにクモ膜下出血の除外基準（表5）[5]もそれぞれ紹介する．これらに該当する場合は積極的に精査をすべきと理解しておけば良い．もし，CT・MRIの読影や腰椎穿刺に自信がない場合は，疑った時点で他院へ救急搬送するほうが無難と思われる．なお雷鳴頭痛とは，いわゆる「バットで殴られたような痛み」のことであり，「突然発症で1分以内にピークに達する頭痛」と定義されている．クモ

表 4. 頭痛の精査基準（SNNOOP10）

SNNOOP10
Systemic symptoms including fever
Neoplasm history
Neurologic deficit(including decreased consciousness)
Onset is sudden or abrupt
Older age(onset after age 50 years)
Pattern change or recent onset of new headache
Positional headache
Precipitated by sneezing, coughing, or exercise
Papilledema
Progressive headache and atypical presentations
Pregnancy or puerperium
Painful eye with autonomic features
Post-traumatic onset of headache
Pathology of the immune system such as HIV
Painkiller overuse or new drug at onset of headache

いずれかに該当すれば画像検査や腰椎穿刺を考慮する

表 5. クモ膜下出血の除外基準
（Ottawa headache rule）

Ottawa headache rule
1. 40 歳以上
2. 頸部痛や項部硬直あり
3. 意識消失あり
4. 労作中に発症
5. 雷鳴頭痛
6. 頸部運動制限あり

クモ膜下出血に対し感度 100％であり 1 つも該当しなければクモ膜下出血を除外可能

表 6. 一次性頭痛の分類（国際頭痛分類第3版）

一次性頭痛
1. 片頭痛
2. 緊張型頭痛
3. 三叉神経・自律神経性頭痛（TACs）
4. その他の一次性頭痛

膜下出血に有名な所見であるが，脳静脈洞血栓症や可逆性後頭葉白質脳症など様々な疾患で生じることがあり[6]，これらはCTでは診断困難であるため，CT が異常なかったからといって安心はできないことに注意が必要である．

一次性頭痛の診断

　致死的な頭痛が除外できれば，次は頻度の高い一次性頭痛を疑う．一次性頭痛とは他に原因となる疾患がなく頭痛そのものが問題である頭痛性疾患の総称であり，片頭痛や緊張型頭痛がその代表である（表6）．当然ながら頭痛を主訴に受診する患者の大半は一次性頭痛であり，家庭医診療所と対称的なセッティングである本邦の「大学病院の救急外来」を受診した患者に限定しても，外傷を除けば約半数が一次性頭痛だったというデータがある[7]．このため，一次性頭痛を適切に診断できる能力がプライマリ・ケア医には求められているといえる．なお，65歳未満に発症した一次性頭痛では片頭痛が多く，65歳以上で発症した一次性頭痛では緊張型頭痛が多いとされており，両者の鑑別には発症年齢が重要である[8]．

1．片頭痛の診断とマネジメント

　片頭痛の一般的な有病率は12％とされるが，諸外国に比べて低頻度とされる本邦でも，15歳以上の人口の8.4％という報告があり，900万人近くの片頭痛患者が存在していることになる[10]．大半は40歳までに発症するとされ，高齢発症は極めて稀である．片頭痛には前兆を伴うものと伴わないものがあり，それぞれ診断基準が異なっているため初学者にはやや煩雑である[9]．そこで，本稿では問診のみで片頭痛らしいかどうかを判断できるツール（POUNDing Criteria）を紹介する（表7）．POUNDing Criteria の5項目のうち4項目以上満たせば，陽性尤度比24と極めて高いためほぼ間違いなく片頭痛と診断できる．逆に2項目以下しか満たさない場合は陽性尤度比0.41と片頭痛の可能性は下がる[11]．POUNDing Criteria に含まれていない項目では，天候変化・温度差・高地などの環境変化，ストレス・月経・睡眠不足などのライフスタイル，アルコール・チョコレート・チーズなどの食品摂取が契機になることもあるため問診の際に意識すべきである．また，入浴や運動で頭痛が増悪するということが後述の緊張型頭痛との鑑別に有用である．さらに，前兆のある片頭痛では脳卒中リスクが上昇することがわかっており[12]，低用量ピルや喫煙は避ける必要があるため患者教育も大切となる．

　片頭痛の薬物治療に関しては軽度〜中等度の場合，アスピリン喘息や消化管潰瘍などの禁忌がなければ，通常 NSAIDs が第一選択となる．ただ

表 7. 片頭痛の診断ツール POUNDing
　　　Criteria

POUNDing Criteria	
Pulsatile quality	（拍動性）
duration 4-72 hOurs	（4～72 時間持続）
Unilateral location	（片側性）
Nausea and vomiting	（嘔気，嘔吐）
Disabling intensity	（日常生活困難）

表 8. 緊張型頭痛の診断基準
※他に最適な診断がない場合に限る

A. B～D を満たす頭痛が過去 10 回以上認められる
B. 30 分～7 日間持続する頭痛
C. 以下の 2 項目以上を満たす
　1. 両側性の頭痛
　2. 圧迫される，締め付けられるような頭痛
　3. 軽度～中等度の頭痛
　4. 日常生活で増悪しない
D. 以下の 2 項目が認められる
　1. 悪心，嘔吐がない
　2. 羞明や聴覚過敏のどちらか片方のみ

し，NSAIDs は薬物乱用頭痛を引き起こすこともあるため週 3 回以上の使用は避けたほうが良い．重度の場合や NSAIDs が無効な場合はトリプタン製剤の適応となる．嘔気が強い場合はメトクロプラミドやドンペリドンなど制吐剤も併用する．また，片頭痛の日数が月に 8 日以上，あるいは服薬日数が月に 10 日以上の場合は片頭痛の予防療法の絶対適応とされているため，NSAIDs が無効である場合や，服薬日数が多い場合は耳鼻いんこう科外来で抱え込まずに総合内科／総合診療科や脳神経内科への紹介が望ましい．予防に用いられる薬としてはアミトリプチリン，バルプロ酸，プロプラノロールなどが多いが，近年，片頭痛予防薬として 3 種類のモノクローナル抗体製剤が承認され，新たな治療が可能となったことで現在この分野は注目を浴びている．非薬物療法としては上述の環境因子やライフスタイルの調整や頭痛日記をつけることなどが大切である．

2．緊張型頭痛の診断とマネジメント

緊張型頭痛の生涯有病率は 30～78％とされており[9]，一次性頭痛の最多を占め，本邦でも 2,000万人程度の患者がいると見積もられている．片頭痛と異なり，65 歳以上での高齢発症も稀ではない．診断基準[9]は表 8 に示した通りだが，実際は片頭痛でも両側性の頭痛を呈したり，締め付けられるような頭痛を呈したりすることがあるため，特に軽度～中等度の片頭痛との鑑別は難しい場合もある．緊張型頭痛では悪心や嘔吐が少ないこと，音過敏や光過敏が少ないこと，入浴や運動で頭痛が改善することが片頭痛との鑑別で重要になる[13]．片頭痛より頭痛は軽症である場合が多いた

め，薬物治療としてはアセトアミノフェンや NSAIDs が第一選択である．ただし，鎮痛薬による薬物乱用頭痛を予防するため頭痛日記をつけ，症状が酷い時のみ内服するよう指導すべきである．予防に関しては三環系抗うつ薬などの内服に加え，非薬物療法として認知行動療法，頸部マッサージ，頭痛体操[14]，鍼灸などが行われている．

3．三叉神経・自律神経性頭痛の診断とマネジメント

片頭痛，緊張型頭痛以外にプライマリ・ケア医が押さえておくべき一次性頭痛に三叉神経・自律神経性頭痛（trigeminal autonomic cephalalgias；TACs）がある．TACs は片側性の頭痛に加え，同側の頭部・顔面の自立神経症状（結膜充血，流涙，鼻汁，眼瞼下垂，発汗，縮瞳など）をきたす症候群であり，群発頭痛，発作性片側頭痛，持続性片側頭痛，SUNCT の 4 つがその代表である[9][15]．詳細は成書を参照いただき，本稿では耳鼻咽喉科の先生方にも聞き馴染みがあると思われる群発頭痛についてのみ概説する．群発頭痛は TACs の中でもっとも頻度が高いとされているが，それでも生涯有病率は 0.1％程度[16]であり片頭痛や緊張型頭痛と比較すると非常に稀である．男性に多いのも特徴の 1 つであり，20～40 歳で発症することが多い．疼痛は非常に強く，「突き刺されるよう」と表現されることもある．持続時間は殆どの症例で 3時間以内と比較的短いものの，その名の通り群発期には 1 日複数回の発作を生じるため日常生活に大きな支障を与えることが多い．アルコールが誘因として知られており，飲酒は控えるように指導すべきである．また，薬剤ではニトログリセリン

表 9. 群発頭痛の診断基準

※他に最適な診断がない場合に限る

A. B〜D を満たす頭痛が過去 5 回以上認められる
B. 重度〜極めて重度の片側の痛みが眼窩部，眼窩上部，または側頭部の
　いずれか 1 つ以上の部位に 15〜180 分持続する
C. 以下の 1 項目以上を満たす
　1. 頭痛と同様に少なくとも以下の症状あるいは徴候の 1 項目を伴う
　　a）結膜充血または流涙，あるいはその両方
　　b）鼻閉または鼻漏，あるいはその両方
　　c）眼瞼浮腫
　　d）前額部または顔面の発汗
　　e）縮瞳または眼瞼下垂，あるいはその両方
　2. 落ち着きのない，あるいは興奮した様子
D. 発作の頻度は 2 日に 1 回〜1 日 8 回である

が誘因になるとされているため注意が必要である．診断基準[9]は表 9 に示した通りである．

治療は急性期の治療と予防治療を併用する．急性群発頭痛の患者には酸素投与（12 L/分を 15 分間）またはスマトリプタン 3〜6 mg 皮下注射による初期治療が推奨されている[17]．皮下注射が不可能な場合は点鼻薬も選択可能である．これらに反応しない患者には，リドカインの経鼻投与，エルゴタミンの経口投与，ジヒドロエルゴタミンの静脈内投与などの選択肢があるがこれらは専門機関で行うほうが安全である．

予防治療としてはカルシウム拮抗薬（ベラパミル）が推奨されている[17]．ベラパミルの有効性は用量に依存するため，1 日 240 mg 分 3 から開始し，徐脈や低血圧に注意しつつ 360 mg 程度まで増量する．ベラパミルが使用できない場合や，群発期間が 2 ヶ月未満で発作の頻度が低い場合はプレドニゾロンも有効である．この場合の投与量や投与期間は確立されていないが，エキスパートオピニオンとしてプレドニゾロン 60〜100 mg を少なくとも 5 日間経口投与し，その後 1 日 10 mg ずつ漸減し終了することが提唱されている[18]．これらの予防治療は，群発エピソードが始まったらすぐに開始する．予防治療に反応しない場合はリチウムなどの代替薬や大後頭神経ブロックなどが有効な場合があるが，これらは専門機関で行うほうが安全である．

二次性頭痛の診断

二次性頭痛の中でも緊急性が高いもの，致死的なもの（表 3）は既にほぼ除外されている状況であり，それ以外の二次性頭痛の原因疾患もここまでの精査過程で大半が診断可能である（例：脳腫瘍，ウイルス性髄膜炎など）．残るは帯状疱疹や副鼻腔炎などであるが，これらに関しては他稿に詳しく記載があるためそちらを参照していただきたい．ここまでのプロセスで診断がつかない場合は，耳鼻いんこう科で抱え込まずに総合診療科／総合内科，脳神経内科への紹介が望ましい．

おわりに

プライマリ・ケア医に求められる頭痛のマネジメントについて，日本専門医機構 総合診療専門研修公式テキストブックにそって概説した．できるだけ簡潔にまとめたつもりではあるが，耳鼻咽喉科の先生方が日常診療の傍ら頭痛患者のマネジメントも行うというのは時間的制約もあり現実的に困難であると思われる．2021 年 9 月には記念すべき第 1 回目の総合診療専門医試験が施行され，今後プライマリ・ケアのプロである総合診療医や家庭医が増えてくるため，是非その存在を知っていただき，困ったときは気兼ねなく相談いただけると幸甚である．

文　献

1) Okkes IM, Polderman GO, Fryer GE, et al：The role of family practice in different health care systems：a comparison of reasons for encounter, diagnoses, and interventions in primary care populations in the Netherlands, Japan, Poland, and the United States. J Fam

Pract, **51**：72-73, 2002.
    Summary　日本，アメリカ，オランダ，ポーランドの家庭医診療所における性別／年齢分布で標準化したもっとも頻度の高い受診理由群がまとめられている．
2) 日本専門医機構　総合診療専門医検討委員会（編）：総合診療専門研修公式テキストブック．日経 BP, 2020.
3) Becker WJ, Findlay T, Moga C, et al：Guideline for primary care management of headache in adults. Can Fam Physician, **1**：670-679, 2015.
    Summary　プライマリ・ケア医が頭痛患者にエビデンスに基づいたケアを提供するために作成されたガイドラインである．
4) Do TP, Remmers A, Schytz HW, et al：Red and orange flags for secondary headaches in clinical practice：SNNOOP10 list. Neurology, **92**：134-144, 2019.
5) Perry JJ, Stiell IG, Sivilotti ML, et al：Clinical decision rules to rule out subarachnoid hemorrhage for acute headache. JAMA, **310**：1248-1255, 2013.
6) Schwedt TJ, Matharu MS, Dodick DW：Thunderclap headache. Lancet Neurol, **5**：621-631, 2006.
7) 横山雅子，堀　進悟，青木克憲ほか：救急搬送患者における頭痛．日頭痛会誌, **28**：4-5, 2001.
8) Pascual J, Berciano J：Experience in the diagnosis of headaches that start in elderly people. J Neurol Neurosurg Psychiatry, **57**：1255-1257, 1994.
9) 日本頭痛学会・国際頭痛分類委員会（訳）：国際頭痛分類　第3版　日本語版．医学書院, 2014.
10) Sakai F, Igarashi H, Prevalence of migraine in Japan：a nationwide survey. Cephalalgia, **17**：15-22, 1997.
    Summary　日本で初めて行われた片頭痛の全国調査である．
11) Detsky ME, McDonald DR, Baerlocher MO, et al：Does this patient with headache have a migraine or need neuroimaging? JAMA, **296**：1274-1283, 2006.
12) Kurth T, Kase CS, Schürks M, et al：Migraine and risk of haemorrhagic stroke in women：prospective cohort study. BMJ, **341**：c3659, 2010.
13) Kaniecki RG：Migraine and tension-type headache：an assessment of challenges in diagnosis. Neurology, **58**：S15-S20, 2002.
14) 坂井文彦：1日2分の頭痛体操．日本頭痛学会ホームページ．https://www.jhsnet.net/pdf/zutu_taisou.pdf
15) May A：Diagnosis and clinical features of trigemino-autonomic headaches. Headache, **53**：1470-1478, 2013.
16) Fischera M, Marziniak M, Gralow I, et al：The incidence and prevalence of cluster headache：a meta-analysis of population-based studies. Cephalalgia, **28**：614-618, 2008.
17) 日本神経学会・日本頭痛学会（監）：慢性頭痛の診療ガイドライン 2013．医学書院, 2013.
18) May A：Cluster headache：Treatment and prognosis. Up to date®.

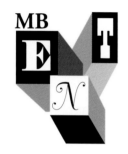

MB ENT, 268：8-12, 2022

◆特集・頭痛を診る―耳鼻いんこう科外来での pitfall―

頭痛をきたす耳疾患

杉本賢文[*1]　曾根三千彦[*2]

Abstract 耳疾患に頭痛を伴うことは少なくないが，頭痛が主訴の症例では原因となる耳疾患を直ちに同定することが困難である場合も多い．耳疾患は多彩な聴覚・前庭障害を呈し，頭痛をはじめ様々な随伴症状を伴う．頭痛の誘因となる耳疾患の鑑別診断を，我々耳鼻いんこう科専門医は経験または知識として有する必要がある．問診や臨床所見から適切な追加検査の必要性を判断し，時には緊急処置を要する耳疾患か否かの診断力も求められる．本稿では，耳疾患と頭痛について概略し，注目すべき疾患として前庭性片頭痛，悪性外耳道炎(頭蓋底骨髄炎)に関しては詳細を記載する．

Key words 耳疾患(ear disease)，頭痛(headache)，診断(diagnosis)，前庭性片頭痛(vestibular migraine)，悪性外耳道炎(malignant external olitis)

はじめに

耳鼻いんこう科の日常診療を行っていると耳や耳周囲の痛みを訴える患者に遭遇する機会は多い．耳に限局した痛みであれば耳痛との訴えになるが，耳周囲や側頭部の痛みを伴う場合は，患者本人の訴えは頭痛となることがある．そのため，側頭部の痛みを訴える例では耳疾患の鑑別が必要となる[1]．側頭部の痛みとともに難聴や耳漏など耳に局在する症状があれば耳鼻いんこう科受診へと繋がるが，側頭部の痛みのみを訴える場合には耳鼻いんこう科へ受診する機会が遅れ，その診断に難渋する場合もある．本稿では耳疾患の関連した頭痛について代表的疾患の概略を述べたうえで，注目すべき疾患として前庭性片頭痛，悪性外耳道炎(頭蓋底骨髄炎)に関しては詳細を記載する．

頭痛を生じうる耳疾患

頭痛を生じうる代表的な耳疾患を表 1 に列記す

表 1. 頭痛を生じうる代表的な耳疾患

外耳炎・中耳炎(急性・慢性・滲出性)・内耳炎
真珠腫(外耳道・中耳・錐体部)
耳管機能障害
Ramsay-Hunt 症候群
ANCA 関連血管炎性中耳炎(OMAAV)
前庭水管拡大症
聴神経腫瘍
前庭性片頭痛
悪性外耳道炎(頭蓋底骨髄炎)
側頭部腫瘍(原発性・転移性)

る．耳疾患に伴う頭痛の場合には何らかの耳症状を呈していることが多い．難聴，耳漏などの耳症状に関する問診を行うことは重要である．耳閉感から頭重感を生じることもあり，頭痛と頭重感の区別には詳細な問診が必要となることもある．耳鏡による鼓膜観察では有用な情報を得られることが多い．ただし，炎症や真珠腫が深部に存在する場合には鼓膜所見が正常であることもあるため，適時画像検査を検討する必要がある．MRI 検査で

---

*1 Sugimoto Satofumi, 〒466-8550 愛知県名古屋市昭和区鶴舞町65　名古屋大学耳鼻咽喉科学教室／名古屋大学大学院医学系研究科頭頸部・感覚器外科学耳鼻咽喉科，助教
*2 Sone Michihiko, 同，教授

偶然に錐体部蜂巣の炎症や貯留液が同定される場合，その多くは無症状であるが頭痛の原因ともなりうるため注意が必要である[2]．耳管機能障害による頭痛も外来診療で心に留めるべきであり，耳管開放症に脳脊髄液減少症を伴った頭痛症例も報告されている[3]．耳には知覚神経として三叉神経・舌咽神経・迷走神経などが存在しており，放散痛が耳や耳周囲の痛みにつながるケースもある[4]．そのため，口腔・咽頭疾患の鑑別も必要となることもある．顔面神経麻痺，耳周囲の疱疹，感音難聴や末梢性めまいといった第Ⅷ神経症状がすべて揃えば Ramsay-Hunt 症候群と容易に診断できる．しかし，三徴候すべてが揃う症例は60%程度であるうえ，時間差を経て各症状が出現することがあるため注意が必要である．三徴候すべてが揃う前に Ramsay-Hunt 症候群の可能性を疑う所見として，強めの耳痛の有無を問診することは有用である．ANCA 関連血管炎性中耳炎(OMAAV)では炎症や肥厚性硬膜炎の合併などにより耳痛を呈する例が多い．難治性中耳炎に頭痛や顔面神経麻痺の合併を認めた場合には ANCA 関連血管炎性中耳炎の可能性を考える必要がある．前庭水管拡大症では聴力急性増悪時に頭痛や嘔気を訴えることが少なくない．眼振は急性期には患側向きの刺激性眼振を呈し，短時間で健側向きの麻痺性眼振に変化する．聴力急性増悪時には突発性難聴に準じた治療を行い，めまい症状に対しては一般的な抗めまい治療を行う必要がある．聴神経腫瘍は緩徐に増大するため一般的には頭痛の原因とはなりづらいが，腫瘍内出血により突然の頭痛を生じることも報告されている[5]．

前庭性片頭痛

前庭性片頭痛(vestibular migraine)は頭痛とともにめまいを訴える代表的疾患である．片頭痛と関連する反復するめまいを特徴としており，機序としては片頭痛と同様の血管攣縮が前庭系の循環障害を引き起こし一過性のめまいが生じることが想定されている．片頭痛関連めまい(migraine associated vertigo, migraine associated dizziness)，片頭痛性めまい(migrainous vertigo)と呼ばれてきた疾患とほぼ同義と考えてよい[6]．片頭痛自体は common diseases である．日本人の罹病率は約8.4%であり，メニエール病の約半数に片頭痛を合併するとの報告がある．片側の拍動性頭痛が特徴であり，頭痛発作の持続時間は通常5～72時間とされている．片頭痛は前兆の有無により「前兆のない片頭痛」と「前兆のある片頭痛」などに細分類される．片頭痛の前兆としてはキラキラした光，ギザギザの光(閃輝暗点)といった視覚性の症状を呈することが多いが，稀に半身の脱力や感覚障害(しびれ感)や言語障害などを伴うことがあり，脳血管障害との鑑別が必要となることもある．通常は60分以内に前兆は終わり，その後頭痛が始まる．なお，漠然とした頭痛の予感や，眠気・気分の変調などは前兆と区別され予兆と呼ばれている．一般的な前庭性めまいの場合には眼振を呈することが多いが，前庭性片頭痛の場合には眼振を認めないことが多く，前庭性片頭痛を示唆するような特定の眼振は報告されていない．カロリックテストでは最大緩徐相速度が増強し，カロリックテスト後に約半数の例で片頭痛が出現するとの報告もあるが，前庭性片頭痛と確定診断可能な検査方法はなく，Bárány Society と国際頭痛学会(International Headache Society；IHS)国際頭痛分類第3版による診断基準(表2)を用いて診断を行うことになる[7]．急性期の治療としては，頭痛症状には片頭痛治療に準じて NSAIDs やトリプタン製剤の投与を行い，めまい症状には一般的な前庭性めまいに対する治療に準じて抗めまい薬や制吐剤を投与する．間欠期のめまい予防療法は片頭痛予防療法に準じて行うとよい．生活面ではストレスを減らし，赤ワイン，チョコレート，チーズなどの食品を避けることが推奨されている．予防薬としては Ca 拮抗薬である塩酸ロメリジン，三環系抗うつ薬のアミトリプチリン，呉茱萸湯などがある．これらの予防薬は頭痛よりもめまい症状に対する効果が高い．

表 2. Bárány & ICHD(International Classification of Headache Disorders, 国際頭痛分類)の診断基準

> 1．前庭性片頭痛(vestibular migraine)
> 　A．少なくとも 5 回の中等度から重度の前庭症状の発作が 5 分から 72 時間続く
> 　B．現在あるいは過去に ICHD の前兆のない片頭痛あるいは前兆のある片頭痛の診断基準を満たした頭痛がある
> 　C．前庭発作の少なくとも 50%に次の一つ以上の片頭痛兆候がある
> 　　・次のうちの二つ以上の特徴を持つ頭痛
> 　　　　片側性，拍動性，中等度から重度の痛みの強さ，日常動作による痛みの増悪
> 　　・光過敏と音過敏
> 　　・視覚性前兆
> 　D．他の前庭疾患や ICHD の診断基準にあてはまらない
>
> 2．前庭性片頭痛疑い(probable vestibular migraine)
> 　A．少なくとも 5 回の中等度から重度の前庭症状の発作が 5 分から 72 時間続く
> 　B．前庭性片頭痛の診断基準の B または C のうち一つのみ該当する(片頭痛既往または発作中の片頭痛兆候)
> 　C．他の前庭疾患や ICHD の診断基準にあてはまらない

悪性外耳道炎(頭蓋底骨髄炎)

　悪性外耳道炎は頭蓋底骨髄炎とも呼ばれており，外耳道の感染が頭蓋底の骨や骨髄を中心とした周辺組織に波及した状態である．副鼻腔炎から感染が波及し頭蓋底骨髄炎に至るケースもある．致死率は 10%弱との報告もあり，適切な治療を行っても救命できないこともある重大な耳鼻咽喉科的感染症である．治療抵抗性の耳漏や慢性的な強い頭痛が特徴であり，NSAIDs では鎮痛コントロールが得られず麻薬性鎮痛薬が必要となることもある[8]．併存症としては脳神経麻痺，感染性・血管性頭蓋内合併症，開口障害などをきたし得る．頭痛とともに，迷走神経・舌咽神経・舌下神経の麻痺症状のみを呈する非典型例も増えてきているので注意が必要である．高齢，糖尿病，免疫抑制状態などが罹患率を上昇させる要因となる．診断のためには画像検査が必須となる．単純 CT にて頭蓋底の骨破壊所見を確認することが第一歩である．CT 読影の際には骨皮質の連続性に注目し骨破壊を見逃さないことがポイントとなる．骨髄に炎症が波及すると単純 MRI の信号強度が低下する．造影 MRI やガリウムシンチは病勢を知るのに有用だが，治癒後もしばらく造影効果・集積が続くことがあり注意が必要である．抗菌薬治療のために起炎菌同定が必要となる．耳漏や鼻汁の培養，血液培養はまず行うべき検査である．起炎菌としては緑膿菌，黄色ブドウ球菌などが多い．採血では炎症反応があまり上昇しない例もある．

また，治癒していなくても CRP が陰転化することもあり注意が必要である．悪性外耳道炎では悪性疾患との鑑別が重要である．外耳道や上咽頭肥厚部などで容易に組織検体が採取できる場合はよいが，外来で生検することが困難な場合もある．生検やドレナージを目的として早期に手術を行うことも考慮すべきである．治療には起炎菌に応じた抗菌薬投与が必要となる．骨は腐骨化すると抗菌薬の移行性が悪くなるため，最低 6 週間以上の抗菌薬静脈投与を行い，その後も半年程度は抗菌薬内服が必要となる．よい治療効果判定方法がないため，症状や画像所見も参考にしながら臨床的に治癒判定を行う必要がある．自験例を提示する．

症例：74 歳，男性．右悪性外耳道炎

【既往歴】 糖尿病，高血圧

【経　過】 半年前より右耳痛，耳漏，難聴あり．総合病院耳鼻いんこう科を受診し CT を撮影したところ右鼓室を中心とした骨破壊を伴う陰影を認めたため当院紹介となる．右外耳道内には肉芽様組織と膿汁あり(図1)．CT では右鼓室から乳突洞を中心とした軟部陰影と頸動脈管や中頭蓋底の骨欠損を認めた(図2)．造影 MRI では VIBE 画像などで高信号を呈する病変が中耳腔よりびまん性に広がる様子が観察された(図3)．肉芽の生検を行ったところ悪性所見は認めなかった．耳漏の検菌結果では *Klebsiella pneumoniae* と緑膿菌を認めた．採血では WBC：7800/μL，CRP：2.36 mg/dL，HbA1c：8.9%，標準純音聴力検査では 4 分法にて 70 dB の混合性難聴を呈していた(図4)．入

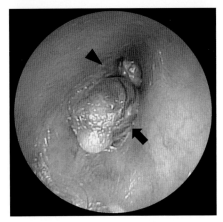

図 1. 症例の右外耳道所見
肉芽(矢印)と耳漏(矢頭)を認める

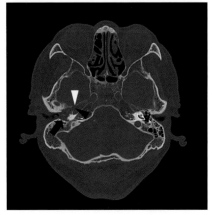

図 2. 症例の CT 画像
右鼓室から乳突洞を中心とした軟部
陰影(矢印)と頸動脈管(黒矢頭)や中
頭蓋底(白矢頭)の骨欠損を認めた

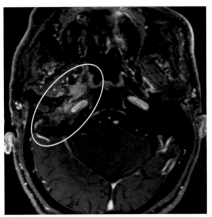

図 3. 症例の造影 MRI VIBE 画像
右中耳腔より高信号の病変がびまん
性に広がる様子が観察される(楕円)

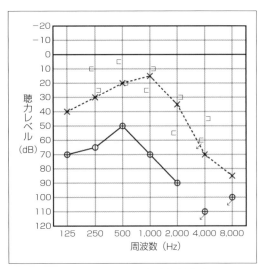

図 4. 症例の標準純音聴力検査結果
右耳は4分法で70 dBの混合性難聴を呈していた

院にて CFPM:6 g/day 点滴加療を 3 週間行った
ところ, 自覚症状や鼓膜所見などの明らかな改善
を認めたため, CPFX:1,200 mg/day 内服による
外来治療に切り替え治療を継続した.

おわりに

頭痛と関連しうる耳疾患について概略した. 頭
痛が主訴の場合には関連した耳疾患の鑑別を行う
ことが我々耳鼻いんこう科医としての責務であ
る. 対症療法を行うだけでなく, 原因の究明と根
本治療を行う姿勢が求められる.

文 献

1) 曾根三千彦:耳疾患と頭痛. MB ENT, **137**:29-
34, 2012.
Summary 頭痛と関連しうる耳疾患について
概略し, 耳性髄膜炎, 脳脊髄液減少症, 深部に
進展した中耳真珠腫例などの自験例を提示した.
2) Arriaga MA:Petrous apex effusion:a clinical
disorder. Laryngoscope, 116:1349-1356, 2006.
3) Horikoshi T, Imamura S, Matsuzaki Z, et al:
Patulous Eustachian tube in spontaneous intra-
cranial hypotension syndrome. Headache, **47**:
131-135, 2007.
4) 飯野ゆき子:耳鼻咽喉科領域の痛みを考える―耳
痛の臨床―. 日耳鼻会報, 117:1431-1437, 2014.

5）Carison ML, Driscoll CL, Link MJ, et al：A hemorrhage vestibular schwannoma presenting with rapid neurologic decline：a case report. Laryngoscope, **120** Suppl 4：S204, 2010.

6）工田昌也：めまいの診療 up to date. 日耳鼻会報, **120**：1224-1230, 2017.
 Summary VEMP, vHIT といった新しいめまい検査，ライトクプラを含めた外側半規管型 BPPV の分類，片頭痛関連めまいなどの疾患に対する解説を行った.

7）五島史行，室伏利久：前庭性片頭痛(Vestibular Migraine)の診断基準. Equilibrium Res. **78**：230-231, 2019.

8）高橋邦行：悪性外耳道炎(頭蓋底骨髄炎). 日耳鼻感染症エアロゾル会誌, **7**：63-68, 2019.
 Summary 悪性外耳道炎(頭蓋底骨髄炎)は細菌感染が側頭骨を中心に周囲に拡大し様々な脳神経症状を呈する致死的な疾患である. 長期入院加療による ADL 低下に対し多職種による連携も重要である.

MB ENT, 268：13-17, 2022

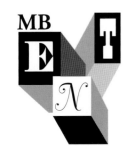

◆特集・頭痛を診る—耳鼻いんこう科外来での pitfall—

頭痛をきたす鼻副鼻腔疾患

向井昌功*

Abstract 頭痛を訴える鼻副鼻腔疾患の鑑別は多岐にわたる．随伴症状や経験に基づき患者が診療科を予想するため，頭痛のみの主訴で耳鼻咽喉科を受診することは比較的少ない．それを紐解くうえで O（onset：発症様式），P（palliative/provocative factors：寛解・増悪因子），Q（quality/quantity：性質と性状），R（region/radiation：部位と放散症状），S（symptom associated：随伴症状），T（time course：時間経過）に基づく丁寧な問診と所見の確認が重要であり，適切に行うことで鑑別診断の大半は終了する．そのうえで各種検査を加えることで診断精度が向上する．
　遭遇する疾患の多くは副鼻腔炎であるが，副鼻腔炎の進展による鼻性眼窩内合併症や浸潤性副鼻腔真菌症，鼻副鼻腔腫瘍，contact point headache や肥厚性硬膜炎などもある．急性副鼻腔炎では抗菌薬適応の判断が重要である．慢性副鼻腔炎では原因の特定と適切な介入が重要である．鼻性眼窩内合併症や浸潤性副鼻腔真菌症は重症例が多いため早期発見が重要であり，疑わしい場合は早急な専門施設へのコンサルトが必要である．本稿では外来診察での頭痛を呈する鼻副鼻腔疾患の鑑別と pitfall について解説する．

Key words 急性副鼻腔炎（acute sinusitis），慢性副鼻腔炎（chronic sinusitis），鼻性眼窩内合併症（orbital complication of rhinosinusitis），副鼻腔真菌症（fungal sinusitis）

はじめに

　頭痛を伴う鼻副鼻腔疾患は多岐にわたる．大多数は副鼻腔炎であるが，その進展による合併症，鼻副鼻腔腫瘍，contact point headache や肥厚性硬膜炎などもある．近年は画像診断の技術が向上しているため，CT や MRI を撮影すれば診断は比較的容易だが，検査環境が限られる現場では問診と所見が非常に重要な役割を果たす．

診察の要点

　例えば，問診票に記載された「昨日からの鼻汁・鼻閉，本日から頭痛」をみて，診察も早々に急性副鼻腔炎と診断し，抗菌薬投与を行うのみでは pitfall に陥る危険性がある．患者はアレルギー性鼻炎で擤鼻により頭蓋内圧が亢進して頭痛を自覚しているだけかもしれない．もしくは擤鼻でくも膜下出血や脳内出血を併発したのかもしれない．詳細は他稿に譲るが，walk in で来院する脳卒中症例は少なくない．Pitfall を避けるためにも時間に限りはあるが O（onset：発症様式），P（palliative/provocative factors：寛解・増悪因子），Q（quality/quantity：性質と性状），R（region/radiation：部位と放散症状），S（symptom associated：随伴症状），T（time course：時間経過）を問診で丁寧に聴取することが重要である．

　発症様式では，分単位で増強するような頭痛を呈する鼻副鼻腔疾患は少ないため，鼻症状があっても非耳鼻咽喉科疾患を念頭に置かねばならない．寛解・増悪因子では急性副鼻腔炎の「下を向くと増悪する」が有名だが，「頭を振ることができない」痛みでは緊急性の高い頭蓋内疾患を想定す

＊ Mukai Masayoshi，〒 162-8666 東京都新宿区河田町 8-1　東京女子医科大学耳鼻咽喉科・頭頸部外科，助教

る必要がある．また，海綿静脈洞血栓症や肥厚性硬膜炎では頭蓋内圧亢進が増悪因子となるため，早朝に増強する頭痛を訴えることがある．性質と性状については，鼻副鼻腔疾患に関連する頭痛の多くが「重い」「ガンガンする」と言ったものだが，contact point headache は鼻中隔と中・下鼻甲介との接触で片頭痛様の頭痛を呈し[1]，表在性の神経痛では触診で悪化するピリピリとした痛みを呈する．痛みの部位では三叉神経の主に眼神経（V_1）や上顎神経（V_2）との関連を想定する．V_1は前頭洞や篩骨洞と関連があり前頭部痛や眼痛を，V_2は上顎洞や蝶形洞と関連があり頬部・側頭部・歯肉など様々な部位で痛みを自覚する[2]．痛みの場所を具体的に確認することは重要であり，頭痛と顔面痛を混同している患者も少なくない．また，ウイルス性は両側性に，細菌性は一側性に症状が出やすい．随伴症状で特に重要なのは神経症状である．肥厚性硬膜炎のような慢性疾患も存在するが，鼻副鼻腔疾患で神経学的異常を認める場合は眼窩先端症候群，鼻性眼窩内合併症，浸潤性副鼻腔真菌症など緊急性の高い状態を示唆する．時間経過では随伴症状の出現時期などを確認することで病態の進行過程を推測することができる．また，過去に既往のある場合は類似しているのか，何が違うのかの確認も重要である．これらの情報を組み合わせて鑑別診断を行うことが望ましい．

急性副鼻腔炎

急性副鼻腔炎は頭痛を呈する鼻副鼻腔疾患の代表的疾患である．COVID-19 の流行によりウイルス感染症について連日報道されたことで，感冒（ウイルス性急性上気道炎）治療に対する認識が変わってきたが，急性副鼻腔炎は漫然と抗菌薬投与されていることが多い疾患である．急性副鼻腔炎には細菌性とウイルス性がある．感冒後の急性副鼻腔炎の原因は主にライノウイルスやパラインフルエンザウイルスなどのウイルス性であり，細菌性は 0.5〜2％程度といわれている．細菌性副鼻腔炎でも多くの場合，抗菌薬投与は必要とされず[3]，

小児・成人ともに軽症例では経過観察が推奨されている[4]．抗菌薬の選択についても起因菌の大半が肺炎球菌・インフルエンザ桿菌・モラキセラカタラーリスなので特殊な患者背景がなければアモキシシリンが第一選択であり，キノロン系抗菌薬や第 3 世代セフェム系抗菌薬を頻用すべきではない．また，膿性鼻汁や後鼻漏を根拠に抗菌薬を投与している症例が多い．膿性鼻汁の実態は粘膜上皮の炎症による炎症細胞の集積である．炎症は細菌だけでなくウイルスでも起こるため，膿性鼻汁は抗菌薬投与の根拠にはならない．また，後鼻漏はアレルギー性鼻炎でも 67〜78％に生じるといわれており[5]，それだけでは抗菌薬投与の根拠として不十分である．筆者は鼻汁・鼻閉，発熱，一側性の顔面痛・頭痛の経時的変化，既往歴を聴取して，患者背景と合わせて総合的に抗菌薬の適応を判断している．

慢性副鼻腔炎

慢性化した原因の精査が必要とされる．歯，腫瘍，真菌に加えて IgG4 関連疾患・ANCA 関連血管炎・好酸球性副鼻腔炎などの免疫関連疾患が主な鑑別に挙がる．基本的に免疫関連疾患は両側性，他は一側性であることが多い．歯性上顎洞炎はかつて齲歯が原因といわれていたが，最近では根管処置が十分ではない歯による根尖周囲炎や，抜歯後の上顎洞底欠損部からの感染が原因になる例が多い（図 1）[6]．歯科で否定されたものの CT を撮影すると典型的歯性上顎洞炎を呈していた事例が少なくない．耳鼻咽喉科医も画像精査を行うことが必要である．また，治療についても従来は原因歯の抜歯が第一選択と考えられてきたが，近年では歯の温存を目的とした治療方法が報告されている[7][8]．

腫瘍性疾患では鼻副鼻腔腫瘍に注意する．近年，高齢者の上顎洞癌症例が増えてきている．片側に副鼻腔陰影がある症例では腫瘍の可能性を念頭に置き，原因が特定できない場合は造影 CT や MRI を検討する（図 2）．単純 X 線検査は鼻副鼻腔

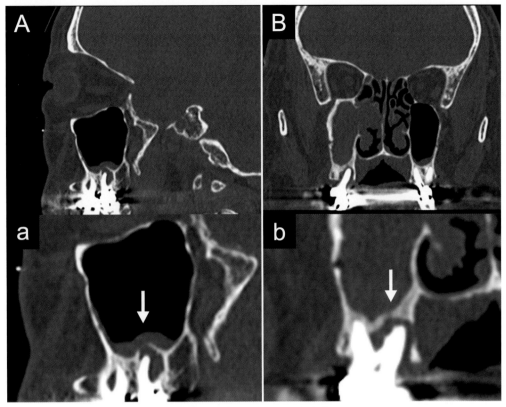

図 1. 副鼻腔単純 CT　骨条件
A（矢状断）：歯根嚢胞が欠損部で上顎洞と交通（矢印）. a：拡大図
B（冠状断）：歯根部周囲の骨吸収像（矢印）. b：拡大図

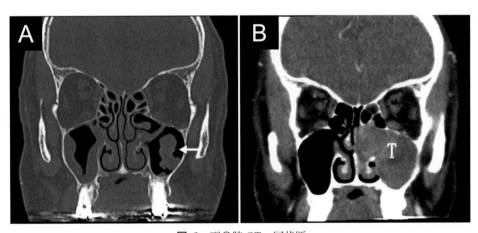

図 2. 副鼻腔 CT　冠状断
A（骨条件）：左上顎洞内の表面不整な腫瘍（矢印）. 上顎洞嚢胞として経過観察されていた
B（軟部条件　造影）：4 年後. 上顎洞癌の中鼻道進展（T）による鼻出血で来院した. 淡い
　造影効果あり

腫瘍の診断には有用とするエビデンスがない[9].

副鼻腔真菌症

　2014 年に作成された深在性真菌症の診断・治療
ガイドラインでは副鼻腔真菌症を急性浸潤性・慢性浸潤性・慢性非浸潤性・アレルギー性の 4 つに
分類した. もっとも多いのが慢性非浸潤性であ
り, 多くは一側性に発症して菌塊（fungus ball）を
形成する. 菌塊に関して 82.7％が上顎洞, 10.6％
が蝶形洞に好発し, 菌種はアスペルギウスが

94.2%であったという報告がある[10].

　画像所見ではCTで典型的な石灰化像がなくとも，軟部条件で淡い濃度領域があれば真菌症の可能性を考えてMRIを追加する．CTで石灰化像を伴わない真菌症は多く経験する．

　急性浸潤性は致死的なので見逃したくない疾患である．神経学的異常が確認される時には既に進行しており，初期症状は非典型的である．早期発見が非常に難しいため，兎に角疑うことが重要である．大半の患者は免疫力を低下させる基礎疾患を有しており，鼻閉や発熱を呈することが多く，他に頭痛や顔面の腫脹が出現する[11].　患者背景，臨床症状とその進行速度まで考慮して総合的に判断し，必要であれば積極的に検査を追加する．内視鏡所見では鼻粘膜の感覚障害・色調変化・潰瘍・肉芽形成に注目し，鼻粘膜の灰白色変化や黒色の分泌物は壊死を示唆する[11].　画像上の骨破壊が有名だが，これも病状が進行してから出現する所見である．初期の段階では骨を貫通する血管に沿った洞外炎症を反映して，対側骨壁周囲の脂肪混濁が確認できることがあるため注意深くCTを確認する[12].　また，副鼻腔外への炎症波及に裂開の関与が指摘されており，真菌症に接する骨菲薄部位の有無も確認する[13].

　本邦の報告では培養検査で真菌が分離できるのは11%程度であるが[14]，好酸球性ムチンの真菌培養検査で高い検出率の報告がある[15].　手術の際には菌塊だけでなく，洞内をよく観察して腐食粘膜の存在があれば病理検査で浸潤の有無を確認し，術中迅速検査も検討する[16].

鼻性眼窩内合併症

　多くは副鼻腔炎に関連した眼窩内合併症である．Chandlerの分類がよく用いられ，眼瞼蜂巣炎，眼窩蜂巣炎，眼窩骨膜下膿瘍，眼窩内膿瘍，海綿静脈洞血栓症の5つに分類される[17].　いずれの病態でも眼瞼の発赤腫脹はほぼ必発であり，眼球運動障害が生じる可能性も高い[18].　膿瘍形成している症例では抗菌薬投与に加えて外科的ドレナージが必要とされるため早急な専門機関へのコンサルトが必要である．海綿静脈洞血栓症は動眼神経・滑車神経・眼神経・上顎神経・外転神経に異常を生じる．外転神経は海綿静脈洞内を走行しており比較的早期に症状が出現するため見逃したくないサインである．近年では稀だが致死的疾患として経験することがあるため，脳神経症状の確認を怠らないことが見逃しを防ぐことに繋がる．

症例提示

　糖尿病の既往がある64歳の男性で，20XX年某日（第1病日），繰り返す嘔吐で当院救急外来を受診され，胃腸炎の診断で帰宅となった．第3病日に鼻閉・複視・右顔面痛が出現して当院耳鼻咽喉科を受診された．CTで右汎副鼻腔炎と右蝶形洞内に石灰化を認めたが骨破壊像はなかった．精査加療目的で入院し，セフトリアキソンと鎮痛薬の投与を行い顔面痛は改善傾向になったが右頬部の感覚障害と右眼球の外転障害が新たに出現した．鼻閉は悪化傾向にあり，複視は持続し，嘔気が再発することもあった．第12病日に内視鏡下鼻副鼻腔手術を施行した．右蝶形洞内は菌塊で充満し，洞内粘膜に腐食性変化を認め，ともに検体を摘出して病理検査に提出した．術後に複視・外転障害は改善傾向となった．細菌・病理検査ではアスペルギルスとムコールが起因菌に挙がったが同定はできず，腐食粘膜に菌糸の脈管浸潤は確認されなかった．以上から慢性非浸潤性真菌症による一時的な眼窩先端症候群と考え抗真菌薬投与は行わず退院した．約1ヶ月後に複視と外転障害が再度増悪し，直後に一過性の左片麻痺が出現した．MRA・MRIを施行したところ右脳梗塞・右内頚動脈狭窄・右海綿静脈洞血栓症が確認され，浸潤性真菌症によるものと判断された．検体のPCR検査を行い，ムコール症と診断された．さらに，顔面の浮腫も出現したためMRIで確認すると脳膿瘍が新規に確認された．超長期の抗真菌薬投与を経て患者は寛解し，退院となった．

緊急性の高い鼻副鼻腔疾患を見逃さないために

当科で経験した急性浸潤性真菌症例を提示した．神経学的異常，抗菌薬投与後の新規症状，浸潤を疑う肉眼所見といった通常と異なる経過に漠然とした違和感を感じつつも，骨破壊がない，病理結果での非浸潤所見，一時的な症状寛解といった否定材料により非浸潤性と判断したことで対応が遅れた．我々の診療に時間の限りがあるのは事実で，COVID-19 が流布した昨今の混沌とした診療状況下では尚更顕著である．その中でもこういった違和感と向き合い，一度立ち止まって追求する姿勢こそが pitfall に陥ることを防ぐためにもっとも必要な素養なのだと，改めて痛感する．

利益相反に関する事項：筆者らは開示すべき利益相反を有しない．

文 献

1) Harrison L, Jones NS：Intranasal contact points as a cause of facial pain or headache：a systematic review. Clin Otolaryngol, **38**(1)：8-22, 2013.
2) 三輪高喜：鼻副鼻腔疾患に伴う頭痛，顔面痛. 日耳鼻会報, **118**：833-840, 2015.
3) Gwaltney JM Jr：Acute community-acquired sinusitis. Clin Infect Dis, **23**(6)：1209-1223；quiz 1224-1225, 1996.
4) Yamanaka N, Iino Y, Uno Y, et al：Drafting Committee for Acute Rhinosinusitis Management Guideline, Japanese Rhinologic Society. Practical guideline for management of acute rhinosinusitis in Japan. Auris Nasus Larynx, **42**(1)：1-7, 2015.
   Summary 急性副鼻腔炎の重症度から抗菌薬の選択と適応の推奨を行っている本邦発のガイドラインの英語版である.
5) 内藤健晴：成人の慢性咳嗽診療におけるトピックス. 日耳鼻会報, **122**：1497-1501, 2019.
6) Brook I：Sinusitis of odontogenic origin. Otolaryngol Head Neck Surg, **135**(3)：349-355, 2006.
7) 佐藤公則：歯性上顎洞炎に対する内視鏡下鼻内手術時の原因歯処置. 耳鼻臨床, **99**：1029-1034, 2006.
8) 伊東明子，中屋宗雄，熊田純子ほか：歯性上顎洞炎手術症例の検討〜原因歯の分類と原因歯の保存率について〜. 日鼻誌, **58**：647-665, 2019.
9) 日本医学放射線学会(編)：画像診断ガイドライン 2016 年版：134-135，金原出版, 2006.
10) Nomura K, Asaka D, Nakayama T, et al：Sinus fungus ball in the Japanese population：clinical and imaging characteristics of 104 cases. Int J Otolaryngol 2013；2013：731640.
11) Süslü AE, Oğretmenoğlu O, Süslü N, et al：Acute invasive fungal rhinosinusitis：our experience with 19 patients. Eur Arch Otorhinolaryngol, **266**(1)：77-82, 2009.
12) Silverman CS, Mancuso AA：Periantral soft-tissue infiltration and its relevance to the early detection of invasive fungal sinusitis：CT and MR findings. AJNR Am J Neuroradiol, **19**(2)：321-325, 1998.
13) Williamson-Noble FA：Diseases of the orbit and its contents, secondary to pathological conditions of the nose and paranasal sinuses. Ann R Coll Surg Engl, **15**(1)：46-64, 1954.
14) 長谷川稔文，雲井一夫：鼻副鼻腔真菌症 54 例の臨床的検討. 耳鼻臨床, **98**：853-859, 2005.
15) 井上なつき，浅香大也，横井佑一郎ほか：アレルギー性真菌性鼻副鼻腔炎の臨床的検討. 日耳鼻会報, **122**：1528-1535, 2019.
16) 木村雅友：副鼻腔真菌症の病理診断と原因菌種の多様性. 日医真菌誌, **58**：127-132, 2017.
17) Chandler JR, Langenbrunner DJ, Stevens ER：The pathogenesis of orbital complications in acute sinusitis. Laryngoscope, **80**(9)：1414-1428, 1970.
18) Oxford LE, McClay J：Medical and surgical management of subperiosteal orbital abscess secondary to acute sinusitis in children. Int J Pediatr Otorhinolaryngol, **70**(11)：1853-1861, 2006.

\ 小児の /
睡眠呼吸障害
マニュアル 第2版

好評

編集
宮崎総一郎（中部大学生命健康科学研究所特任教授）
千葉伸太郎（太田総合病院附属睡眠科学センター所長）
中田　誠一（藤田医科大学耳鼻咽喉科・睡眠呼吸学講座教授）

2020年10月発行　B5判　334頁　定価7,920円（本体7,200円＋税）

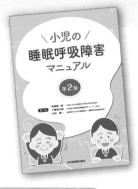

2012年に刊行し、大好評のロングセラーがグレードアップして登場！

睡眠の専門医はもちろんのこと、それ以外の医師、
研修医や看護師、睡眠検査技師、保健師など、
幅広い医療従事者へ向けた「すぐに役立つ知識」が満載。
最新の研究成果と知見を盛り込んだ、
まさに決定版といえる一冊です！

CONTENTS

全日本病院出版会
〒113-0033　東京都文京区本郷 3-16-4　Tel：03-5689-5989
www.zenniti.com
Fax：03-5689-8030

MB ENT, 268：19-24, 2022

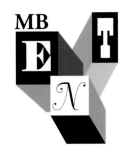

◆特集・頭痛を診る─耳鼻いんこう科外来での pitfall─

頭痛をきたす口腔・咽頭疾患

市村恵一*

Abstract 頻度の極めて高い感冒の際の頭痛は上咽頭炎によるものであることを思えば，口腔・咽頭領域も頭痛をきたしうる部位として認識するのは容易である．口腔・咽頭疾患で頭痛を呈するとしたら，頭蓋底に接する上咽頭や頭蓋底を境界とする頸部間隙およびそこに存在するリンパ節の炎症や悪性腫瘍の可能性を考慮する必要があり，綿密な検索が必要である．特に，小児の上咽頭癌，高齢者の旁咽頭間隙，頸動脈間隙の感染症はそれが初発症状であることも多く，絶対に見逃してはならない．口腔・咽頭領域に起因する頭痛の国際頭痛分類の中に占める位置を示し，主な疾患における頭痛との関連を示した．併せて口腔・咽頭領域とも関連の深い睡眠時無呼吸症候群に伴う頭痛の概要も説明した．

Key words 国際頭痛分類（International Classification of Headache Disorders），上咽頭癌（nasopharyngeal cancer），上咽頭炎（epipharyngitis），レミエール症候群（Lemierre syndrome），睡眠時無呼吸性頭痛（sleep apnea headache），外側咽頭後リンパ節転移（lateral retropharyngeal lymphnode metastasisi）

はじめに

　耳鼻咽喉科医が口腔・咽頭疾患に遭遇した場合，症状としての頭痛はあるにせよ，主症状ではなく，併存する訴えとしてのものがほとんどであると捉えられている．しかし，頻度の極めて高い感冒の際の頭痛は上咽頭炎によるものであるように，口腔・咽頭領域は頭痛をきたしうる部位として認識しておかなくてはならないし，上咽頭癌患者で頭痛が唯一の症状である場合もあり，頭痛は決して疎かにできない症状である．

　国際頭痛分類においても，「口腔・咽頭疾患由来の頭痛」という項目が設けられており，改めて，口腔・咽頭疾患における頭痛を整理してみることは意味がある．

　本稿においては，国際頭痛分類における口腔・咽頭疾患由来の頭痛の位置と，頭痛をきたしうる口腔・咽頭疾患について述べる．

国際頭痛分類における口腔・咽頭疾患由来の頭痛の位置

　国際頭痛分類として 1988 年に初版が，次いで 2004 年に第 2 版，2013 年に第 3 版 β 版，さらに 2018 年に第 3 版が公開されている．本稿は日本頭痛学会・国際頭痛分類委員会の翻訳による「国際頭痛分類第 3 版」[1]に準拠して述べる．

　口腔・咽頭疾患による頭痛は国際頭痛分類（表1）中の，第 2 部の 11.「頭蓋骨，頸，耳，鼻，副鼻腔，歯，口あるいはその他の顔面・頸部の構成組織の障害による頭痛または顔面痛」の中の，

　　11.6 歯の障害による頭痛

　　11.7 顎関節症に起因する頭痛

　　11.8 茎突舌骨靱帯炎による頭痛または顔面痛

　　11.9 その他の頭蓋骨，頸，眼，耳，鼻，副鼻腔，歯，口あるいはその他の顔面・頸部の構成組織の障害による頭痛または顔面痛

* Ichimura Keiichi，〒 206-0011 東京都多摩市関戸 2-66　東京みみ・はな・のどサージクリニック，名誉院長

表 1. 国際頭痛分類

第1部：一次性頭痛
　　1．片頭痛
　　2．緊張型頭痛
　　3．三叉神経・自律神経性頭痛
　　4．その他の一次性頭痛
第2部：二次性頭痛
　　5．頭頸部外傷・傷害による頭痛
　　6．頭頸部血管障害による頭痛
　　7．非血管性頭蓋内疾患による頭痛
　　8．物質またはその離脱による頭痛
　　9．感染症による頭痛
　10．ホメオスターシス障害による頭痛
　　　10.1 低酸素血症あるいは高炭酸ガス血症による頭痛
　　　10.1.4　睡眠時無呼吸性頭痛
　11．頭蓋骨，頸，眼，耳，鼻，副鼻腔，歯，口あるいはその他の顔面・頸部の構成組織の障害による頭痛または顔面痛
　　　11.1 頭蓋骨疾患による頭痛
　　　11.2 頸部疾患による頭痛
　　　11.3 眼疾患による頭痛
　　　11.4 耳疾患による頭痛
　　　11.5 鼻・副鼻腔疾患による頭痛
　　　11.6 歯の障害による頭痛
　　　11.7 顎関節症に起因する頭痛
　　　11.8 茎突舌骨靱帯炎による頭痛または顔面痛
　　　11.9 その他の頭蓋骨，頸，眼，耳，鼻，副鼻腔，歯，口あるいはその他の顔面・頸部の構成組織の障害による頭痛または顔面痛
　12．精神疾患による頭痛
第3部：有痛性脳神経ニューロパチー，他の顔面痛およびその他の頭痛
　13．脳神経の有痛性病変およびその他の顔面痛
　14．その他の頭痛性疾患

太字は今回該当するもの

表 2. 口腔咽頭疾患による頭痛の診断基準

A．Cを満たす頭痛
B．頭痛の原因となる可能性が知られているものの臨床所見や画像所見の証拠がある，またはそう診断されている
C．原因となる証拠として，以下のうち少なくとも2項目が示されている
　①頭痛はこの疾患または病変の出現と時期的に一致して発現した
　②以下のうち一方または両方を満たす
　　a．頭痛は上記の疾患または病変の進行と並行して有意に増悪した
　　b．頭痛はこの疾患または病変の改善，消失と並行して有意に改善または消失した
　③頭痛は病変部の圧迫により増悪する
　④頭痛は片側性の場合，病変部位と同側に局在する
D．他に最適なICHD-3診断がない

が該当しよう．それぞれ診断基準が示されているが，その何れにも共通する基準としてまとめると，表2のようになろう．

これ以外に，本誌中の他論文で取り上げられるであろう帯状疱疹などの感染症は，口腔・咽頭領域に病変があれば頭痛も生じるので，広い意味では該当しようが，ここでは触れない．一方で，口腔・咽頭領域の狭窄が関係する睡眠時無呼吸症候群では特有な頭痛が生じるため，国際頭痛分類第3版では二次性頭痛の中で，「10．ホメオスターシス障害による頭痛」中の「10.1 低酸素血症あるいは高炭酸ガス血症による頭痛」の中の10.1.4 睡眠時無呼吸性頭痛に分類されている．これは本稿で取り上げる．

頭痛をきたしうる口腔・咽頭疾患

1. 上咽頭癌

まず，筆者が37年前に経験した症例[2]を示す．

症 例：10歳，女子

2ヶ月前突然強い頭痛が起こり，近医で精査するもわからず，登校拒否児とみなされていた．しかし，症状が増悪するため，かかりつけ医からの紹介で大学病院の小児科に入院し，白血球増多，CRP 3＋，γ Globulin 増加の所見があり，頸部軟線撮影で軟部組織腫脹を認め，若年性関節リウマチと診断された．頸部精査のため耳鼻咽喉科診察に回ってきたが，両側滲出性中耳炎があり，左中咽頭から上咽頭後壁に粘膜下膿瘍があったため，初診医は咽後膿瘍を疑い穿刺するも排膿はなかった．次回受診時に再度穿刺を実施するも排膿はなし．3度目の受診で相談を受けた筆者が腫瘍の可能性を示唆し，生検したところリンパ上皮腫（未分化癌）と判明したので，放射線治療と化学療法を受けている．

上咽頭癌の3大症状として，頸部リンパ節腫脹，耳症状（耳閉感，難聴），鼻症状（鼻閉，血性鼻漏）が有名で，さらに4大症状としてはこれに眼症状あるいは脳神経症状（複視）が加わるが，これらの中には頭痛は入っていない．しかし，経過中に頭痛を訴える患者は少なくない．

上咽頭癌は若年者にも多いことが特徴であるが，小児に限ると頭痛が主症状であることが多く，診断の盲点になっていることが多い．小児の上咽頭癌はまとまった数の集計報告は少なく，多くは数例の症例報告にとどまるが，診断に難渋した小児上咽頭癌の症例報告をみると，そのほとんどで，初発症状として頭痛を訴えている[3]．

2. 癌の外側咽頭後リンパ節転移

外側咽頭後リンパ節は頸椎前面の頭長筋と内頸動脈の間の咽頭後間隙中に1〜3個存在するのが常で，最上部のものはルビエール・リンパ節と呼ぶ．外側咽頭後リンパ節は咽頭（特に上部）からのリンパの最初の流入路であるため，その腫脹は上咽頭癌をはじめとして，咽頭壁原発の悪性腫瘍の際に重要な所見である．

舌癌で手術，放射線治療後の外側咽頭後リンパ節転移例[4]や上顎歯肉癌で化学療法，手術後の外側咽頭後リンパ節転移例[5]が頭痛の訴えから確認された報告がある．

3. 上咽頭炎

急性上咽頭炎では頭痛の発現頻度は高い．感冒の際の頭痛の原因はほとんどが上咽頭炎によるものとみなされている．冨山[6]によれば細菌が関与する所見を示した急性上咽頭炎での頭痛の発現率は70％であり，咽頭痛を主訴に受診した症例において，頭痛を随伴症状とし，気道アレルギー疾患の合併がある症例では，細菌が関与する急性上咽頭炎を念頭に置いた検査と治療を必要としている．

一方，慢性上咽頭炎が関与しうる疾患と症状としては

1）上咽頭炎による直接症状（放射痛を含む）として，咽頭違和感，後鼻漏，咳喘息，痰，首こり，肩こり，頭痛，耳鳴り，舌痛，歯の知覚過敏，多歯痛，顎関節痛など

2）自律神経系の乱れを介した症状として，全身倦怠感，めまい，睡眠障害（不眠・過眠），起立性調節障害，記憶力・集中力の低下，過敏性腸症候群（下痢・腹痛など），機能性胃腸症（胃もたれ，胃痛など），むずむず脚症候群，慢性疲労症候群，線維筋痛症など

3）病巣炎症として免疫を介した二次疾患として，IgA腎症，ネフローゼ症候群，関節炎，胸肋鎖骨過形成症，掌蹠嚢疱症，乾癬，慢性湿疹，アトピー性皮膚炎など

が挙げられている[7]．

大野ら[8]によれば上咽頭炎の中で頭痛を主訴とするのは68例中4例（5.9％）であり，症状があったのは50例で，上咽頭処置により72％が軽快したという．古い報告であるが，堀口ら[9]は原因不明であった頭痛患者で上咽頭に炎症がみられた32例を検討した結果，前頭痛が17例，後頭痛が6例，側頭痛が7例，頭全体の痛みが2例であり，

1例を除き，上咽頭処置により軽快している．なお，頭痛部位と上咽頭局所には関連性があり，前頭痛は軟口蓋背面（下壁），後頭痛は後壁，頭頂痛は上壁，側頭痛は下鼻道天蓋後端部に対応するという．

4．深頸部膿瘍，特に Lemierre 症候群

症 例：25歳，男性

10日前から頭重感を自覚．徐々に左頸部から側頭部にかけての痛みに変わった．昨日より頭痛が増強し拍動痛になったため救急外来を受診した．39℃台の発熱がみられ，胸鎖乳突筋に沿う圧痛が著明で，CT を撮影したところ，左内頸静脈の血栓が認められたため Lemierre 症候群と診断され，ピペラシリン・タゾバクタムによる抗菌療法が行われた．

Lemierre 症候群は，1900年に咽頭痛後の嫌気性菌による菌血症として Courmont らによって初めて報告され，その後1936年 Lemierre[10] が咽頭痛後に嫌気性菌による菌血症をきたし，内頸静脈内血栓と他臓器での多発性膿瘍の形成を伴った自験例20例を Lancet に報告したことから命名された感染症である．

Lemierre 症候群は，急性の口腔・咽頭部の感染症が傍咽頭間隙，頸動脈間隙に進展して，内頸静脈の血栓性静脈炎，菌血症を発症するもので，扁桃炎や歯周感染症が契機になることが多い．咽頭痛などの上気道症状から4〜5日（長ければ12日）経過して発熱や強い頸部痛が出た場合には本疾患を疑う．胸鎖乳突筋に沿った痛みや炎症所見が特徴的である[11]．咽頭の所見は軽度発赤程度であることも多い．高齢者では先行する咽頭感染が軽度で，遠隔合併症である脳膿瘍のための頭痛がみられて受診という例もある[12]．診断に血液培養が有効である．内頸静脈病変の評価には超音波検査または CT が必須となる．

原因菌としては白血球毒を産生する毒力の高い嫌気性菌である *Fusobacterium necrophorum* が多く，57%を占める[11]．その他の *Fusobacterium species*（*F. nucleatum* など）や *Peptostreptococcus*，*Bacteroides* などの嫌気性グラム陰性桿菌も原因となる．そのため抗菌薬として，カルバペネム，ピペラシリン・タゾバクタム，アンピシリン・スルバクタムにメトロニダゾールなどが用いられる．

Lemierre[10] が報告したときの20例中18例が死亡例であったように，抗生物質がなかった時代には若年青年にみられる"致死的疾患"として知られていたが，その後，抗菌薬の開発，使用の増加とともにいったん姿を消したが，近年増加してきた．今でも数%の致死率がある[11)12)]．20歳前後が好発年齢である．本症候群の怖いところは，内頸静脈の血栓から肺など遠隔臓器への細菌性塞栓・感染が起こること，炎症が進展し縦隔や椎体まで膿瘍が広がることである．

深頸部感染症で頭痛を起こす可能性があるのは，頭蓋底に達する間隙のものである．傍咽頭間隙，頸動脈間隙，咽頭後間隙，危険間隙，椎前間隙，咽頭粘膜間隙における感染症が該当する．初期症状ではなく，進展の兆候とみなし，万全の治療にあたる必要がある．

5．睡眠時無呼吸症候群

閉塞性睡眠時無呼吸症候群（OSAS）は，睡眠中の反復する上気道の狭窄・閉塞に伴い，睡眠の分断化および間欠的低酸素血症がみられる呼吸関連の睡眠障害である．

OSAS の症候の一つに morning headache があり，これは国際頭痛分類の第3版の中で二次性頭痛の「10.1.4 睡眠時無呼吸性頭痛（Sleep apnoea headache；SAH）」として記載されている[1]．それによると，睡眠時無呼吸が原因で朝に発現する頭痛で，通常両側性で持続は4時間未満の頭痛とされ，睡眠時無呼吸の治療が成功すると消失する．SAH の診断基準は表3に示す．

OSAS で低酸素状態になってしまうことや，二酸化炭素が適切に排出されない状態になってしまうことにより血管拡張が惹起されること，およびこうした障害の多い睡眠状態でのストレスが頭痛の原因と推測されているが，結論にいたっていない[1]．

表 3．睡眠時無呼吸性頭痛の診断基準

> A．睡眠後の覚醒時に起こり，C を満たす頭痛
> B．無呼吸―呼吸低下指数は 5 以上の睡眠時無呼吸が診断されている
> C．原因となる証拠として以下のうち少なくとも 2 項目が示されている
> 　① 頭痛は睡眠時無呼吸発作の発症と一致して発現している
> 　② 以下のうち一方もしくは両方
> 　　a）頭痛は睡眠時無呼吸発作と並行して悪化した
> 　　b）頭痛は睡眠時無呼吸発作が改善もしくは消失するのと並行して有意に改善したか消失している
> 　③ 頭痛は以下の 3 項目のうち，少なくとも 1 つを有する
> 　　a）1 ヶ月に 15 日以上発現する
> 　　b）以下のすべて
> 　　　ⅰ．両側
> 　　　ⅱ．圧迫感
> 　　　ⅲ．悪心，光過敏，音過敏を伴わない
> 　　c）4 時間以内に消失
> D．他に最適な ICHD-3 の診断がない

OSAS でみられる morning headache は SAH だけでなく，片頭痛や緊張型頭痛のような一次性頭痛の既往をもつ例や，頻発反復性緊張型頭痛，慢性緊張型頭痛，前兆のない片頭痛の性質を呈する例もあり，OSAS に併存する慢性頭痛には SAH 以外の頭痛の存在にも注意が必要である[13]．

片頭痛との鑑別点は，① SAH は起床後 1 時間以内に消失するが片頭痛は長い，② SAH は両側性，③ 片頭痛は他の合併症状がある，などである．頻度は SAH のほうが高い．

重症 OSAS で起床後頭痛があるのは 18～58% と報告されている．宮本ら[14]によると，入院した重症 OSAS 患者 27 例を対象に頭痛の調査を行ったところ，10 例に頭痛の症状があり，特に起床後頭痛が目立ったという．性状は個人差があったが，① 両側性で，特定の疼痛部位はない，② 頭重感（非拍動痛），鈍痛，倦怠感，寝不足感がある，③ 持続時間が約 10 分～約 2 時間，④ 頭痛の原因となる頭蓋内の器質的疾患がない，⑤ ADL に障害はなく，鎮痛薬を常用する人もいない，などの特徴があった．睡眠時無呼吸障害指標と頭痛の有無には両群で差がなかったが，睡眠習慣（熟睡感や日中の眠気）と頭痛の有無には差がみられた．

同じグループの Suzuki ら[15]は CPAP 治療を行っている 235 例の患者のうち，48 例（20.4%）に朝の頭痛があり，このうち 39 例（81.3%）は SAH の基準を満たしていた．頭痛の性質は 48 例中 12 例（25%）が片頭痛，19 例（39.6%）が筋緊張型頭痛，1 例（2.1%）が群発頭痛，分類不能は 16 例（33.3%）であった．これらの頭痛の 81.3% が CPAP 治療で改善していた．

文　献

1）国際頭痛学会・頭痛分類委員会（日本頭痛学会国際頭痛分類委員会訳）：国際頭痛分類　第 3 版．医学書院．2018.
Summary 1988 年に国際頭痛分類が策定されて以来，改訂が重ねられ，2018 年に第 3 版が出されたのを機会に日本頭痛学会の国際頭痛分類委員会がその翻訳を行ったもの．日本頭痛学会のホームページでダウンロードできる．

2）市村恵一：上咽頭病変診断上の注意点と症例呈示．耳鼻，**36**：753-756, 1990.

3）北沢秀行，山下公一，木谷真里ほか：若年者の上咽頭癌 3 例．口腔科，**6**(1)：115, 1993.

4）白水敬昌，寺沢史誉，後藤大輝ほか：セツキシマブ併用放射線療法により完全奏効を維持している舌癌治療後の外側咽頭後リンパ節転移症例．口腔腫瘍，**30**(1)：7-13, 2018.

5）松下一徳，真野隆充，内田堅一郎ほか：頭痛により発見された上顎歯肉癌のルビエールリンパ節転移の 1 例．口腔腫瘍，**20**(4)：297-301, 2008.

6）冨山道夫：細菌感染の所見を示す急性上咽頭炎の臨床的検討．日耳鼻感染症エアロゾル会誌，**8**(3)：218-228, 2020.

7）大野芳裕，國弘幸伸：上咽頭炎に対する局所療法の治療効果　自覚症状及び硬性内視鏡による局所所見の評価．耳展，**42**(1)：50-56, 1999.

8）日本病巣疾患研究会：慢性上咽頭炎．http://jfir.jp/chronic-epipharyngitis/

9) 堀口申作, 井出靖夫：頭痛と鼻咽腔炎. 日耳鼻会報, **65**(12)：1360-1367, 1962.

10) Lemierre A：On certain septicaemias due to anaerobic organisms. Lancet, **227**：701-703, 1936.

11) Karkos PD, Asrani S, Karkos CD, et al：Lemierre's Syndrome：A Systematic Review. Laryngoscope, **119**：1552-1559, 2009.
Summary 抗菌薬の登場以来忘れ去られた存在であった Lemierre 症候群が 1980 年以後散見するようになり, 1990 年代になり増加してきたことを受けて行った systematic review.

12) Lee WS, Jean SS, Chen FL, et al：Lemierre's syndrome：A forgotten and re-emerging infection. J Microbiol Immunol Infect, **53**(4)：513-517, 2020.

13) 宮本雅之, 鈴木圭輔, 宮本智之ほか：頭痛と睡眠障害. 臨床神経, **54**：991-993, 2014.

14) 宮本雅之, 宮本智之, 平田幸一ほか：重症睡眠時無呼吸症候群における頭痛の性状とその発症要因. 日頭痛会誌, **30**(1)：149-151, 2003.
Summary 本邦における睡眠時無呼吸症候群の頭痛の研究の草分け的な論文.

15) Suzuki K, Miyamoto M, Miyamoto T, et al：Sleep apnoea headache in obstructive sleep apnoea syndrome patients presenting with morning headache：comparison of the ICHD-2 and ICHD-3 beta criteria. J Headache Pain, **16**：56, 2015.

MB ENT, 268：25-30, 2022

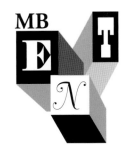

◆特集・頭痛を診る─耳鼻いんこう科外来での pitfall─

頭痛をきたす頭頸部腫瘍疾患

上條朋之*

Abstract 頭痛は「頭部に感じる深部痛」と定義され，「一次性頭痛」「二次性頭痛」「その他の頭痛」に大別される．頭頸部腫瘍に関連する頭痛はそのほとんどが「二次性頭痛」に分類され，主に三叉神経，舌咽神経，迷走神経，上位頸髄神経根などに腫瘍性病変が進展することによって頭痛をきたす．したがって，頭痛を伴う頭頸部腫瘍に遭遇した場合は悪性腫瘍を第一に疑う必要があるが，必ずしもそうとは限らない．良悪の判断も含めて頭頸部腫瘍の診断は多方面から総合的に検査を行う必要があるが，医療技術の発達によって，より精度の高い検査機器が多く登場し，より客観的に診断できるようになる反面，検査の実施には適材適所に選択する必要がある．その中で，頭痛を含めた自覚症状の有無は画像診断では判断のつかない病変の進展評価の一助になる可能性があるので患者からの訴えを決しておろそかにしてはならない．

Key words 二次性頭痛(secondary headache)，頭頸部腫瘍(head and neck tumor)，腫瘍進展(tumor progression)，自覚症状(subjective symptoms)

頭頸部腫瘍に起因する頭痛の種類

頭痛とは「頭部に感じる深部痛」と定義され[1]，頭皮を除く頭部のすべての痛みを指し，感受部位に加わる刺激によって引き起こされる．「深部痛」に分類されるため，表在痛のような限局した痛みではなく比較的広い範囲に痛みを感じる．また，頭痛の中には本来痛い部分と違う部分を「投射痛」として痛みを感じる場合もある．激しい歯痛や耳痛が同側の頭半分に広い範囲にわたって感じる頭痛などがその例である．頭頸部腫瘍に起因する頭痛も多くはこの投射痛に属される．

頭痛の分類と診断は The International Classification of Headache Disorders 3rd Edition（ICHD-Ⅲ）に基づいて行われている[2,3]．そこでは，「一次性頭痛」「二次性頭痛」「有痛性脳神経ニューロパチー，他の顔面痛およびその他の頭痛」に大別され，頭頸部腫瘍に起因する頭痛は，そのほとんどが「二次性頭痛」「2-11，頭蓋骨，頸，眼，耳，鼻，副鼻腔，歯，口あるいはその他の顔面・頸部の構成組織の障害による頭痛あるいは顔面痛」に含まれる（表1）．実際，頭痛の起因となる頭頸部腫瘍の障害部位といえば，三叉神経，迷走神経，舌咽神経の神経根部，耳介側頭神経および後頭神経を経由する上位頸髄神経根などが痛みの感受部位になりやすい[4]．その他，外頸動脈の枝や頸部筋・筋膜に痛み刺激が加わって「頭痛」と感じることもある．

頭頸部腫瘍の診断

科学技術の発達は医療界でもその恩恵を受け多くの医療機器が開発され，より客観的に腫瘍性病変を評価することができるようになってきた．免疫染色は HE 標本だけでは判断できない腫瘍の細分類ができるようになり，PET では 10 mm 大以上の転移病変をチェックすることができ，電子スコープは年々その精度を上げ CT/MRI 画像に写らない表在性病変を容易に発見することができる

＊ Kamijo Tomoyuki，〒113-8677 東京都文京区本駒込 3-18-22　東京都立駒込病院耳鼻咽喉科・頭頸部腫瘍外科，医長

表 1. 国際頭痛分類第3版(ICHD-Ⅲ)日本語版

第1部：一次性頭痛
1. 片頭痛
2. 緊張型頭痛
3. 三叉神経・自律神経性頭痛
4. その他の一次性頭痛疾患

第2部：二次性頭痛
5. 頭頸部外傷・傷害による頭痛
6. 頭頸部血管障害による頭痛
7. 非血管性頭蓋内疾患による頭痛
8. 物質またはその離脱による頭痛
9. 感染症による頭痛
10. ホメオスターシス障害による頭痛
11. 頭蓋骨，頸，眼，耳，鼻，副鼻腔，歯，口あるいはその他の顔面・頸部の構成組織の障害による頭痛あるいは顔面痛
12. 精神疾患による頭痛

第3部：有痛性脳神経ニューロパチー，他の顔面痛およびその他の頭痛
13. 脳神経の有痛性病変および他の顔面痛
14. その他の頭痛性疾患

ようになった．だが，万能な検査機器は存在しない．「患者を診て治療する」には医療の原点である自覚症状をおろそかにしてはいけない．

　頭痛を伴う頭頸部腫瘍疾患となれば，当然悪性腫瘍を第一に疑ってかかるべきであるが，必ずしも悪性腫瘍ばかりで起きるとは限らない．以下に頭痛との関連性が治療方針に影響した（もしくは惑わされた）症例をいくつか提示する．

症例提示

症例1：腫瘍の頭蓋底浸潤による頭痛を伴う上咽頭癌

【**主　訴**】　嚥下困難，発声困難，頭痛
【**既　往**】　特になし
【**現病歴**】　以前より慢性鼻炎に対して近医耳鼻いんこう科で内服処方されていた．20○○年2月頃より嚥下困難が出現，3月から頭痛と発声困難が出現したため別院耳鼻いんこう科へ受診し上咽頭癌と診断され紹介受診された．
【**局所所見**】　上咽頭後壁から右側壁にかけて腫瘍性病変を認める（図1）．初診時より舌下神経麻痺を認め，発声困難・嚥下困難の原因となっていた．その他の脳神経麻痺は認めなかった．
【**CT画像**】　上咽頭後壁主体に55 mm大の軟部腫瘤陰影を認め，背側で環椎や斜台に広く進展し

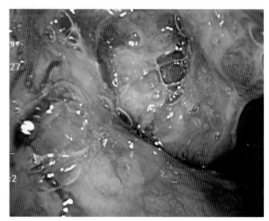

図 1. 症例1の上咽頭マクロ写真
上咽頭の右側壁〜後壁にかけて強い浸潤を疑う腫瘍性病変を認めた

ている（図2）．また，舌下神経管開口部にも腫瘍の進展を認め，舌下神経麻痺の原因と評価される．
【**経　過**】　上咽頭からの生検で「扁平上皮癌」を確認し，上咽頭癌 T4N2M0 と診断，80歳を超える高齢のため放射線単独治療を行った（70 Gy/35 Fr）．治療後3ヶ月のCTで腫瘍は著明に縮小している．舌下神経麻痺は回復していないが，頭痛は消失した．
　上咽頭癌の頭蓋底直接浸潤による頭痛を起こした典型的な症例である．治療効果による腫瘍縮小により症状の改善を得ることができた．残念ながら脳神経麻痺の改善は得られていない．

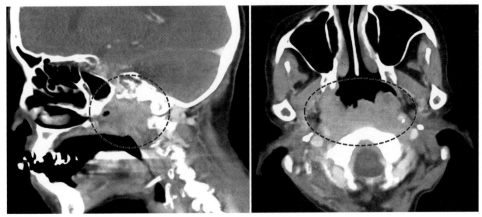

図 2. 症例 1 の CT 画像
上咽頭後壁から環椎・斜台に広く進展している

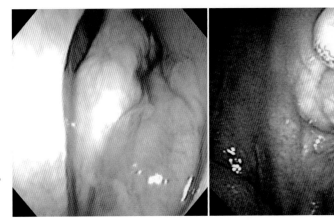

図 3.
症例 2 の鼻腔内と口腔所見
マクロ所見でも骨破壊を思わ
せ，悪性を強く疑う所見

症例 2：頭痛を伴い悪性腫瘍を疑った良性副鼻腔疾患

【主　訴】　鼻閉，頭痛

【既　往】　高血圧

【現病歴】　20〇〇年頃より近医耳鼻いんこう科で鼻茸治療を行っていた．1年経過した頃より鼻閉の悪化，鼻出血と軽度の頭痛を伴うようになり別総合病院耳鼻いんこう科を経て紹介受診された．

【局所所見】　鼻腔粘膜の腫脹と一部腫瘍性病変を疑う病変が確認された．口腔内は歯肉の腫脹が確認される（図 3）．

【CT 画像】　上顎洞内を病変が占拠し骨破壊と思われたが，実際は圧排性の進展による骨の菲薄化であった（図 4）．

【経　過】　まず鼻腔内から病変部の生検を行うが，「フィブリン様物質と扁平上皮のみ」で診断つかず，歯齦部切開から開洞生検を実施．結果，「一部に拡張した血管構造を有する凝血塊と壊死組織のみ」であった．同年全身麻酔下に「上顎洞根本術」を実施．最終病理でも悪性を認めず「血瘤腫」と最終診断した．

この症例では，病変の拡大による骨の菲薄化が骨破壊様にみえ，三叉神経第 2 枝への波及に伴う頭痛の出現が悪性腫瘍を疑わせた．頭痛を伴う病変でも非悪性腫瘍の存在を念頭に置くことが肝要であることが示唆される事例であった．

症例 3：痛みを伴わない副咽頭間隙進展小唾液腺癌

【主　訴】　顎下部腫脹，開口障害，頭痛なし

【既　往】　尿管癌，糖尿病

【現病歴】　20〇〇年にかかりつけ歯科医で臼後部腫脹を指摘され紹介受診．副咽頭間隙を占拠する腫瘍を認め，口腔より開放生検するが「悪性所見なし」との結果を得て経過フォローしていた

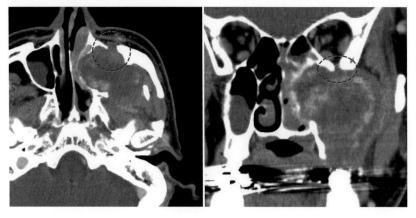

図 4.
症例 2 の CT 画像
圧排性に上顎骨の菲薄化と眼窩
下孔への病変の波及を認める

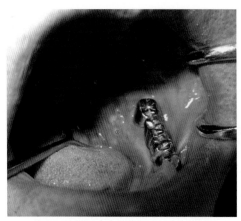

図 5. 症例 3 の口腔内のマクロ写真
臼後部を圧排性に押し上げている腫瘍の
上端が見える

が，3 年後，頸部リンパ節転移が出現し手術加療
へ進んだ．

【局所所見】　左臼後部に腫脹を認めるが，粘膜
に明らかな病変は認めず(図 5).

【MRI 画像】　副咽頭間隙に境界明瞭な多房性
腫瘤を認め，口蓋扁桃を圧排性に偏位し旁咽頭間
隙を占拠しているが，周囲臓器への浸潤傾向は弱
い(図 6).

【経　過】　頭痛含めて自覚症状が非常に乏しい
ことから周囲への浸潤傾向は弱いと判断したが，
開口障害を認めており，粘膜の広範な切除，下顎
骨の切除の可能性もあると考え手術に臨んだ．実
際の術中では，下顎離断後，生検痕部のみ粘膜合
併切除し，舌神経，舌咽神経，下顎骨はすべて温
存による腫瘍摘出を行った．腫瘍切除後は一次縫
縮で閉創した．

副咽頭間隙腫瘍は他の頭頸部腫瘍と違い，CT/

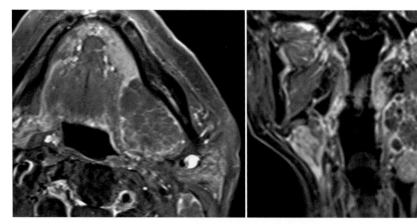

図 6. 症例 3 の MRI 画像
副咽頭間隙を占拠し翼突筋・中咽頭側壁を圧排し，下顎骨とも接している

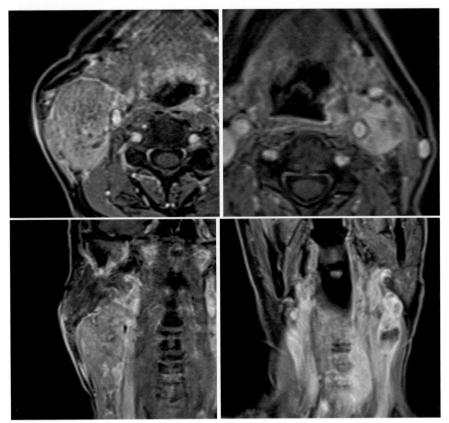

図 7. 症例 4 の MRI 画像
a：症例 4-a. ① 軸位断，② 冠状断
b：症例 4-b. ① 軸位断，② 冠状断

MRI 以外の検査から得られる情報は少なく，病理診断も多様で治療前診断が難しい．この症例では頭痛も含めて自覚症状が乏しいこと，長い経過をたどっていることから周辺組織への浸潤はないと判断した．実際ほぼすべての組織を温存して摘出することができている．最終病理診断は「low grade 粘表皮癌」で頭痛含めた自覚症状の有無が治療方針立案に有効だった症例といえる．

症例 4：頭痛を伴う頸部リンパ節転移と頭痛を伴わない頸部リンパ節転移

頸部リンパ節転移をきたした咽頭癌（中咽頭癌と下咽頭癌）の 2 例を示す（症例 4-a，症例 4-b）．どちらも頸部腫脹と嚥下困難感を主訴に受診されたケースである．そのうち 1 例は痛みを伴わず，他方は頸部から側頭部への放散する痛みを伴っていた．

【MRI 画像】 2 例ともに頸動脈に半周程度巻き付いているリンパ節転移を認め，頸動脈鞘の輪郭は確認でき明らかな浸潤はないように思われた（図 7）．

【経 過】 2 例とも手術加療を行った．症例 4-a では明らかな浸潤は認めず頸動脈鞘からストレスなく剥がすことが可能であったが，症例 4-b では術中，頸動脈への浸潤を肉眼的に認め，頸動脈外膜の切除が必要となった．もちろん MRI 撮影から手術までの待機時間中に転移リンパ節の増大が症例 b では急速であった，という理論が成り立つ可能性はあるが，痛みが頸動脈浸潤評価の指標となりえたケースであった．

まとめ

小川らも述べているように[5]，現在の発達した診断技術の恩恵下では，「頭痛」のみで頭頸部癌の存在を診断するケースはおそらく稀であろう．しかし，病変の進展評価の指標，予後予測，悪性・

MB ENT No.268 2022

良性の判断材料の一つとしては有効で，治療方針を決定する際の一助になる．症例1は腫瘍の進展に伴い頭痛が悪化していった．頭痛と悪性腫瘍の関連性を示唆する典型例である．症例4は2つの症例を並べて提示したが，画像での両者の違いは乏しいが，頭痛を訴えていた症例は頸動脈浸潤を認める結果であった．頭痛の有無の違いが頸動脈浸潤の判断になりえた．

だが，過信してはいけない．症例2(図4)では左上顎洞内に占拠性病変を認め，初診時から頭痛を訴えていた．悪性腫瘍を疑い手術加療したが，最終診断は「血瘤腫」であった．一方，症例3(図6)では，副咽頭間隙に認めた腫瘍性病変である．頭痛もさることながら，自覚症状は乏しく生検でも悪性所見は認めなかったが，後年，リンパ節転移をきたし最終的に悪性腫瘍の診断であった．

国際頭痛分類2-11の緒言にも述べられているが，頭頸部腫瘍に起因する疾患による頭痛の症状に特徴的なものはない[2]．また，すべての診断を可能にする万能な検査機器も存在しない．つまり

は，頭痛の存在のチェックをすることは，頭痛と頭頸部腫瘍疾患の間に特定の因果関係を構築させるための信頼性の高い妥当な検査を選択するために肝要な診療行為といえる．

参考文献

1) 喜多村孝一：頭痛とは．Clinical Neuroscience, **1**：274-275, 1983.
   Summary 頭皮を除く頭部すべての痛み感受部位に伝わる刺激が頭痛を引き起こす．
2) Headache Classification Committee of the International Headache Society(IHS)：The International Classification of Headache Disorders 3rd Edition：629-808, 2013.
3) 日本頭痛学会．国際頭痛分類委員会(訳)：国際頭痛分類　第3版．医学書院, 2014.
4) 菊地秀信：耳鼻科領域の頭痛：841-845，日本臨床　神経症候群(第2版)―その他の神経疾患含めて―．日本臨床社, 2014.
5) 小川徹也，前原一方：頭頸部癌と頭痛．MB ENT, **137**：45-50, 2012.
   Summary 一般外来において頭痛の有無を確認することは頭頸部癌診断の一助となりうる．

MB ENT, 268 : 31-37, 2022

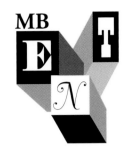

◆特集・頭痛を診る─耳鼻いんこう科外来での pitfall─

頭痛をきたす眼科疾患

岩佐真弓[*1]　　井上賢治[*2]

Abstract 頭痛をきたす眼科疾患は多岐にわたる．眼疾患が直接頭痛をきたすものとしては，急性閉塞隅角緑内障（緑内障発作）に代表される眼圧上昇によるものや，髄膜炎を併発する原田病，眼球の炎症であるぶどう膜炎や強膜炎などが挙げられる．巨細胞性動脈炎は頭痛を起こし，さらに重篤な虚血性視神経症を引き起こして失明リスクの高い疾患である．視神経炎も眼痛や頭痛が視力低下に先行することが多く，多発性硬化症や視神経脊髄炎といった全身疾患の一部である場合がある．眼窩内の炎症である，特発性眼窩炎症や甲状腺眼症なども眼の奥の痛みや頭痛の自覚が多い．これらの頭痛と関連する眼疾患には重篤かつ緊急性の高い疾患が含まれる．

一方，眼科外来で頻繁に遭遇する頭痛は眼精疲労や緊張性頭痛に伴うものである．ドライアイ，斜視，未矯正の屈折異常，調節異常，眼瞼痙攣は頭痛の頻度が高い．

Key words 急性原発閉塞隅角緑内障(acute primary closed angle glaucoma)，フォークト・小柳・原田病(Vogt-Koyanagi-Harada disease)，視神経炎(optic neuritis)，動脈炎性虚血性視神経症(arteritic ischemic optic neuropathy)，眼精疲労(asthenopia)

はじめに

頭痛をきたす眼疾患は多岐にわたる．国際頭痛分類第3版(ICHD-Ⅲ)[1]では，眼疾患に起因する頭痛あるいは顔面痛は第2部の「二次性頭痛」のうち11に分類される．第3部の「その他の頭痛」には，帯状疱疹，視神経炎，眼窩先端部症候群(Tolosa-Hunt症候群)，といった眼科疾患も含まれる．また，眼疾患の中には眼精疲労を引き起こすものも多く，それによる緊張性頭痛も実臨床では多く遭遇する．さらに，眼痛それ自体が頭痛を自覚することも多く，眼科にかかる患者の多くが頭痛を訴えるのが現状である．

このように，頭痛を引き起こす眼疾患は大変範囲が広いが，中には重篤な視機能障害を引き起こしうる重要な疾患も含まれる．それらを例示して眼科以外の医師にも読みやすく解説したい．

なお，一次性頭痛の中でも片頭痛の前兆である閃輝暗点や群発頭痛は眼科を受診する場合が多いが，今回は他稿とのバランスを考え，純粋な眼科疾患について述べる方針とした．

頭痛を起こす眼疾患

1．眼圧上昇による頭痛

1）急性閉塞隅角緑内障【緊急】

眼圧が急激に上昇すると毛様神経を刺激して毛様痛をきたすことに加えて三叉神経の他の領域に関連痛が生じるため頭痛を引き起こす．急性緑内障発作，単に緑内障発作とも呼ばれる．眼圧の正常値は10〜21 mmHgであるが，突然40 mmHgを超えて時には100 mmHgに迫るほど高眼圧をきたす．

角膜浮腫により霧視（かすんで見える），中等度散瞳，充血，眼痛，嘔気嘔吐といった症状のうち複数が現れる（図1）．遠視眼に多く，その多くはもともと裸眼視力良好のため眼科にかかることが

*1 Iwasa Mayumi, 〒101-0062 東京都千代田区神田駿河台4-3 医療法人社団済安堂 井上眼科病院
*2 Inoue Kenji, 同，院長

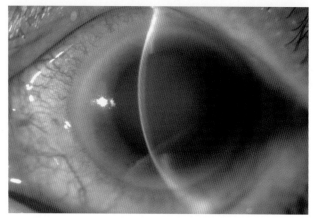

図 1.　緑内障発作の前眼部写真
毛様充血(角膜に近い部分のほうが遠い部分よりも充血
が強い)をきたし, 瞳孔は中等度散瞳している. 角膜と虹
彩との距離が近く, 前房が浅い. 隅角は映っていないが,
前房の最周辺部のため, 閉塞していると考えられる. こ
の写真では角膜浮腫は軽度にとどまるが, 眼圧上昇が高
度な症例では角膜は浮腫を起こして白く写る

少ないために緑内障の診断を受けていないことか
ら, 既往歴からの推察が困難である. 急な頭痛・
嘔気嘔吐を主訴として受診した場合には, 眼症状
の問診や眼球の視診を行う必要がある. これだけ
の高眼圧になると, 眼瞼の上から指で触っても眼
球が硬いことがわかるため, すぐに眼圧が測れな
い救急外来などでは触診で自分の眼球の硬さと比
較すると参考になる.

高眼圧が遷延すると視神経障害をきたすため,
発作の速やかな解除がなされないと視機能障害を
残す可能性がある. そのため, 本症を疑った場合
は速やかに眼科医の診察を求める必要がある. 眼
圧下降目的でのマンニトール点滴を施行し, 発作
の解除目的でレーザー虹彩切開術または観血的治
療として周辺虹彩切除術, 水晶体再建術(白内障
手術)がある.

2) その他の眼圧上昇

急激に眼圧が上昇する疾患としては上記の急性
閉塞隅角緑内障が典型的だが, 頭痛という観点で
は急な眼圧上昇があれば他のタイプの緑内障でも
起こりうる. 逆に, 眼圧上昇のスピードがゆるや
かな場合では高眼圧であっても無症状のことも多
い. 次項のぶどう膜炎に伴う続発緑内障や落屑緑
内障でも比較的急な眼圧上昇がみられ, 痛みを自
覚することがある.

2. 炎症による頭痛

眼内・または眼付属器の炎症による眼痛も, し
ばしば頭痛を自覚する. 眼の感覚は三叉神経支配
のため, 放散痛による頭痛が起きやすい. 眼内の
炎症をきたすぶどう膜炎や強膜炎, 眼球より中枢
側の炎症である視神経炎や眼窩炎症(特発性眼窩
炎症, 外眼筋炎など), 眼窩先端部症候群(Tolosa-
Hunt 症候群)などで眼窩深部痛(眼の奥の痛み)を
自覚し, 頭痛の併発もしやすい.

1) Vogt-小柳-原田病

原田病とも呼ばれ, ぶどう膜炎を主とする眼症
状と, 頭痛・難聴(感音難聴)・耳鳴・めまいを合
併する場合がある. 眼症状は脈絡膜のメラノサイ
トの傷害が主体となって起き, 眼以外の症状は髄
膜・内耳・毛根などの色素細胞に対する自己免疫
疾患と考えられている. HLA-DR4 と関連すると
され, 日本人を含むモンゴロイドでは原田病罹患
患者の約 90%が HLA-DR4 を持っている.

臨床症状は前駆期, 眼病期, 回復期があり, 前
駆期に感冒様症状や頭痛, 耳鳴, 頭髪の知覚過敏
が生じる. 頭痛は髄膜炎による症状であり, 項部
硬直を伴うことがある. 髄液検査ではリンパ球優
位の細胞増多, 髄液蛋白は正常から軽度増加して
いる. 前駆期から1~2週間ほどで眼症状が出現す
る. 急性期の眼症状は基本的に汎ぶどう膜炎であ
り, 脈絡膜炎症は網膜色素上皮, 網膜下にも波及,
胞状滲出性網膜下液が貯留することが典型的であ
る.

治療はステロイドパルス療法が第一選択である.
急性期を過ぎると皮膚の白色化や白髪, 眼底は
夕焼け状眼底と呼ばれるオレンジ色の眼底と変化
する.

2) その他のぶどう膜炎

前項で髄膜炎による頭痛を引き起こす疾患とし
て原田病に触れたが, 原田病を含めたぶどう膜炎
自体も眼痛の頻度が高く, 頭痛を自覚することも
多い. ぶどう膜とは虹彩・脈絡膜・毛様体という
血管の豊富な組織を指し, この部分の炎症は眼球
内に波及する. 霧視や羞明, 炎症そのものによっ

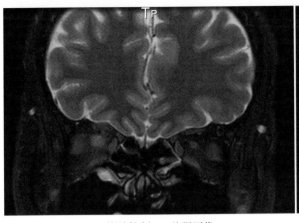
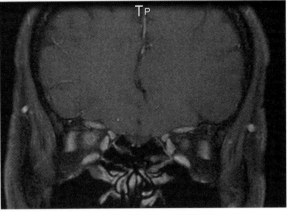

a．脂肪抑制 T2 強調画像　　　　　　　　　　b．造影脂肪抑制 T1 強調画像

図 2. 視神経炎の MRI

視神経炎では，脂肪抑制 T2 強調画像（または STIR）で視神経の高信号がみられ腫大している．造影脂肪抑制 T1 強調画像で視神経の造影効果がみられる．冠状断で判別しやすい．眼窩脂肪のため，通常の T2 強調画像では判断できない．また，視神経萎縮でも脂肪抑制 T2 強調画像では高信号に映るため，造影効果があることを確認する

て頭痛を起こしやすい．ぶどう膜炎の原因としては，原田病・ベーチェット病・サルコイドーシスの 3 大ぶどう膜炎の他，糖尿病，強直性脊椎炎，リウマチなどの全身性の疾患と関連がある場合や，トキソカラ，トキソプラズマ，ヘルペスウイルス，結核など感染症によるものなど多岐にわたる．また，特発性のものも多く存在し，原因精査を行っても原因不明であることも多い．

治療は原因により異なるが，ステロイド点眼や眼への注射などの局所治療を行う場合がもっとも多い．重症例ではステロイドの全身投与や，感染性のぶどう膜炎であればそれに対する治療を行うこととなる．

3）視神経炎

視神経炎とは，視神経乳頭から眼窩内・頭蓋内にわたる視神経の一部が炎症を起こす疾患である．視神経乳頭や眼窩内の視神経（球後視神経炎）の炎症の頻度が高い．多くが片眼性だが 1 割ほどは両眼性で，亜急性に視力低下や視野障害をきたし，眼痛や眼球運動時痛，頭痛が先行する場合が多い．特に，眼球運動時痛は本症に特徴的だが必発ではなく，特に日本人では痛みを伴わない視神経炎が半数近く存在するとされている．

診断は視力・視野・限界フリッカー値といった視機能検査の他，視機能障害が生じている眼の対光反射減弱の確認と，視神経乳頭腫脹の有無の確

認を行う．ただし，視神経乳頭腫脹を伴わない視神経炎も半数存在し，また視神経乳頭腫脹があっても視神経炎以外の疾患である場合も多い．眼窩の magnetic resonance imaging（MRI）を施行し，視神経の炎症所見の有無をもって診断する．視神経炎では STIR（short T1 inversion recovery）法または脂肪抑制 T2 強調画像で視神経の高信号をきたし，冠状断で診断しやすい（図 2）．

著しい視力低下をきたして失明する場合もあるが，ステロイドパルス療法への反応が良好な症例では視力障害を残さず回復することも珍しくない．特に，頭痛・眼痛は治療を開始すると視機能の回復に先行して消失する場合が多い．

原因不明の特発性視神経炎が半数以上を占めるが，多発性硬化症や視神経脊髄炎に伴うものがあり，特に視神経脊髄炎スペクトラム障害に伴う視神経炎（抗アクアポリン 4 抗体陽性視神経炎）では重症化しやすく，急性期治療が速やかに行われることが重要である．

耳鼻いんこう科との関連という観点では，視神経炎の症例に副鼻腔炎が合併する場合もあり，鼻性視神経症と視神経炎との鑑別のために急性期に耳鼻いんこう科受診を勧めることがある．

4）動脈炎性虚血性視神経症【緊急】

前述の視神経炎とやや臨床像が近く，急激な視力低下をきたす．虚血性視神経症には動脈炎性と

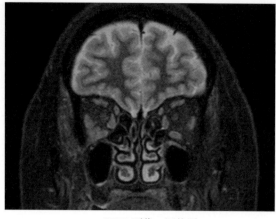
a．STIR 画像　冠状断

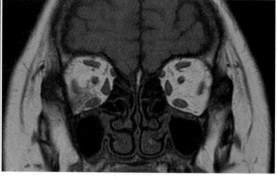
b．T1 強調画像　冠状断

図 3．特発性眼窩炎症の MRI

特発性眼窩炎症では，眼窩内の軟部組織や外眼筋，後部強膜，涙腺などに炎症をきたす．
MRI では T1 強調画像で低信号，STIR や脂肪抑制 T2 強調画像では高信号となる．図の
写真では，右眼外直筋と下直筋の間の軟部組織に炎症を認める

非動脈炎性とがあり，圧倒的に非動脈炎性虚血性視神経症の頻度が高いが，動脈炎性虚血性視神経症は重篤で両眼失明の危険性があり，見逃してはならない疾患の一つである．

動脈炎性虚血性視神経症は巨細胞性血管炎によるものとそれ以外の疾患による血管炎とがある．特に，巨細胞性血管炎による動脈炎性虚血性視神経症は重篤である．

高齢女性に多く，視神経炎に典型的な眼球運動時痛はないが，頭痛・こめかみの痛みを自覚する．顎跛行とよばれ，顎を動かしたり食事をすると痛みがあり食べられなくなる．側頭動脈炎はリウマチ性多発筋痛症に合併しやすいとされている．

片眼性の急激な視力低下をきたし，視神経炎と同様の対光反射減弱，視神経乳頭浮腫がみられるが，MRI では視神経の炎症所見がみられず虚血性視神経症と診断される．後部虚血性視神経症であれば急性期の視神経乳頭所見に変化がない．血液検査にて血沈亢進と CRP 上昇という炎症所見がみられることで動脈炎が疑われる．確定診断は側頭動脈の生検によりなされる．

治療法はステロイドパルス療法である．可及的速やかに治療が行われる必要があるのは，患眼の視力改善の可能性があるだけではなく反対眼への発症を抑制しないと両眼失明の危険性があるためで，確定診断を待たずに急性期の虚血性視神経症

で採血で炎症所見がみられればすぐに治療を開始する．

3．眼窩内の炎症

1）特発性眼窩炎症，眼窩筋炎，強膜炎

特発性眼窩炎症，外眼筋炎，強膜炎といった眼窩内の炎症疾患では強い眼痛をきたすため，放散痛としての頭痛や眼窩周辺部の痛みを自覚しやすい．

特発性眼窩炎症では外眼筋・涙腺・視神経周囲・眼球後方の軟部組織に急激な炎症をきたす．急性の経過で眼瞼腫脹・結膜充血・眼球運動障害・複視・視力低下などの徴候が現れる．MRI および臨床経過により炎症の部位診断を行う．これらの組織に炎症を起こす疾患としては甲状腺眼症や IgG4 関連眼疾患，眼窩腫瘍などがあり，原因不明のものが特発性眼窩炎症とされる[2]．

非感染性の眼窩炎症であればステロイド投与を行うが，副鼻腔炎から波及する眼窩蜂窩織炎であれば直ちに耳鼻いんこう科を受診していただくようにしている．

特発性眼窩炎症に対するステロイドの投与量には決まりがないが，点眼や局所注射で済む症例から，ステロイドパルスを要する症例まで重症度は様々である．奏効すると痛みは改善する．図 3 のMRI は 60 代女性，生検で特発性眼窩炎症と診断された症例である．右眼の上転障害が認められ

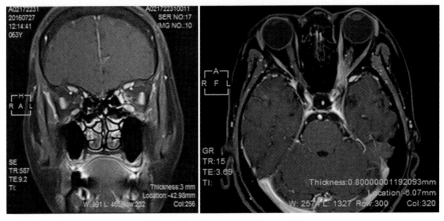

図 4. 眼窩先端部症候群の MRI
造影 T1 強調画像にて，左眼眼窩先端部に造影効果を認める．内直筋や視神経周囲にも炎症が及ぶ．この症例では，左眼の視力低下と視野狭窄，眼球運動障害，眼瞼下垂を呈していた

た．眼窩内に，T1 強調画像で低信号，STIR 像で高信号を示す炎症性病変がみられる(図3)．

2）眼窩先端部症候群

眼窩先端部とは，眼窩のもっとも後方の部分である．複数の神経が走行する部分の病変であるため，視神経障害，眼球運動障害(動眼神経，滑車神経，外転神経のうちいずれかまたは複数に影響)，眼神経障害をきたす．すべてが一度に揃わず，経時的に症状が揃うこともある．

原因としては，副鼻腔炎・ANCA 関連疾患[3]をはじめとする血管炎・サルコイドーシス・真菌感染・腫瘍・海綿静脈洞血栓症などがある．

典型的には一側の視力低下，眼瞼下垂，複視，眼痛または頭痛を自覚する．複視は視力低下や眼瞼下垂が著しい症例では自覚していない場合もあるため，眼瞼下垂があっても上眼瞼を挙上して眼球運動と視力，対光反射の確認を行う．眼窩 MRI にて診断を行うが，眼窩先端部の炎症は造影して初めて炎症が発見できる場合が多く，造影での撮影が望ましい(図4)．真菌性のものではステロイド投与は生命予後のリスクがある．真菌性であっても β-D グルカンは上昇しない例も多く，副鼻腔炎が軽症のものもあることから，CT で骨破壊像がみられるなど疑わしい場合には生検を依頼することが望ましい[4]．

4．帯状疱疹

帯状疱疹は日常診療でしばしば経験する疾患だ

が，眼科領域と関連があるのは V1 領域のものである．眼所見としては，眼瞼炎(眼瞼腫脹，痂疲を伴う)，結膜充血，角膜潰瘍，虹彩炎が挙げられる．眼所見がなく皮膚症状のみの場合もある．眼科でも頭皮まで観察して皮疹の分布から診断するが，発疹に先行して頭痛や眼痛が現れる場合がある．この場合，「頭痛」「眼痛」のみを主訴として受診されるため診断が難しいが，鎮痛剤などで対応しているうちに皮疹が現れて原因が判明する．

眼科では帯状疱疹を診断した場合は速やかに皮膚科に紹介し，眼合併症が出現していればその治療(アシクロビル眼軟膏点入や，虹彩炎に対するステロイド点眼など)を行う．

眼精疲労を起こしやすい眼疾患

眼精疲労は筋緊張性頭痛と関係がある．特に，近年 VDT 作業が増えて近業を継続する時間が長いことや，画面を凝視することで瞬目が減りドライアイのリスクが高まること，また長時間にわたりパソコンやスマートフォンを操作する体勢を取ることで肩こりが増えるなど，緊張性頭痛や眼精疲労が起きやすい条件が揃っている．眼疾患の中では，屈折異常・調節障害・輻湊障害・斜視(斜位)・ドライアイが眼精疲労の原因としてしばしば問題となる[5]が，どのような眼疾患でも「見えにくい」こと自体から疲労感につながる可能性がある．

臨床で遭遇する頻度では，未矯正の屈折異常やドライアイ，斜視（斜位）が高い．

1．屈折異常，調節障害

遠視，近視，乱視などの屈折異常は眼精疲労に密接に関連する．未矯正の遠視は常に調節力を必要とするため，近見で特に疲労を自覚しやすい．40歳以上では加齢により調節力が低下し（老視），遠方視力がよくても近方視力が低下していることが多く，近見の矯正をしていない場合は「見えているのに疲れる」「かすんで見える」などの症状や頭痛・眼痛を起こす場合もある．

また，乱視も未矯正では眼精疲労の原因となりえる．近視の矯正では，過矯正で調節による頭痛や眼精疲労が出現しやすいので注意する．特に，近業が多い場合にはやや低矯正にすることで改善することも多い．

2．斜視（斜位）

眼精疲労の原因に眼位異常が隠れている場合がある．特に，間欠性外斜視や比較的角度の大きな外斜位では近見時に輻湊努力が行われ，眼精疲労や頭痛の原因となりやすい．間欠性外斜視とは，眼の位置が外側にずれる外斜視はあるものの常に斜視の状態ではなく，輻湊させて正位に持ち込むことができる外斜視を指す．また，外斜位は片眼遮蔽を行うと固視していない眼が外側へずれるが，遮蔽を解除すると速やかに正位になり，日常生活では正位を保つものをいう．外斜位は軽度のものは非常に多くの人がもっている（日本人の半分以上であろう）が，角度が大きくなると疲れやすいといった問題をきたす．

上下斜視や内斜視でも眼精疲労や頭痛の原因となりえる．

いずれの斜視もプリズム眼鏡装用や手術治療で改善が見込まれるが，適応にならない場合もある．

3．ドライアイ

ドライアイは非常に頻度の高い眼疾患であり，オフィスワーカーの3人に1人がかかっているともいわれている[6]．2016年に改訂された診断基準では，「涙液層破壊時間（BUT）が5秒以内」かつ「眼不快感や視機能異常といった自覚症状がある」とされた[7]．ドライアイが直接的に頭痛の原因になるというよりは，眼精疲労を起こすことで頭痛を引き起こすと考えられている[8]．BUTが短縮すると高次収差が増して見えにくくなり，また実用視力も低下するために疲れやすさが増すところに，長時間のVDT作業による姿勢保持による筋緊張性頭痛の誘発がみられるためと推察される．

ドライアイに対する治療は点眼治療や涙点プラグがあるが，治療に難渋する症例で瞬目が多い，瞼を開けていることが困難，まぶしい，重い，といった症状が強い場合には，瞬目異常を伴う局所ジストニアである眼瞼けいれんを疑う．

4．眼瞼けいれん

眼瞼けいれんとは，瞬目のコントロールが困難になる局所ジストニアである．病名から連想する「瞼がぴくぴくする」という主訴は稀であり，多くの人が経験する軽微な瞼のけいれんである眼瞼ミオキミアや，顔面神経の興奮による片側顔面けいれんとは異なる疾患である．瞬目コントロール困難（眼を開けていることが辛い，一度閉じると開けるのに時間がかかるなど）という運動面の異常に加え，眼不快感や羞明，痛みといった感覚過敏，抑うつ状態に代表される精神症状の3つの面があり，患者としては辛い病気である．

眼瞼けいれんでは眼には異常を認めなくとも痛みがある，眼の奥が重い・痛い，頭痛がする，といった症状がしばしばみられる[9]．感覚異常としての眼痛や頭痛である場合や羞明からくる頭痛も多いが，開瞼困難や眼疲労感に伴う筋緊張性頭痛も合併しているものと推察される．

治療の第一選択はボツリヌス治療であり，眼輪筋や皺眉筋に注射するが，奏効例では痛みにも効果が出る場合が少なくない．ボツリヌス治療は羞明にも効果がでる症例はあるが，さらに遮光眼鏡装用も推奨されており，羞明や開瞼困難，痛みの緩和に役立つ．

まとめ

頭痛を引き起こす眼科疾患は多いが，頭痛のみで診断がつくことはなく，広く視機能検査や眼所見の診察，MRI などの画像診断を行う必要がある．頻度としては眼精疲労や筋緊張性頭痛に関連することが高いが，原因は眼のみではなく VDT 作業関連などの生活習慣や姿勢，ストレスなど複数あると推察される．頻度は低いが，急性閉塞隅角緑内障や動脈炎性虚血性視神経症といった緊急かつ重症の疾患もあるため，他科の先生方にも頭痛の原因の鑑別の一つとして緊急性のある眼疾患の存在も頭にいれていただけると眼科医としては幸いである．

文 献

1) Headache Classification Committee of the International Headache Society：The International classification and diagnostic criteria for headache disorders：3rd edition. Cephalalgia, **33**：629-808, 2013.
2) 山上明子，若倉雅登，井上賢治：特発性眼窩炎症の臨床像の検討．神経眼科，**33**：242-248, 2016.

Summary 特発性眼窩炎症の 61 例に対する，治療および予後の検討．病型や急性期治療，維持療法などについてまとめた論文．
3) 岩波弘明，加藤大貴，大中洋平ほか：ANCA 関連血管炎にともなって眼窩先端症候群を呈した 1 例．臨床神経，**54**：158-161, 2014.
4) 二宮高洋，檜森紀子，吉田清香ほか：東北大学における眼窩先端部症候群 19 例の検討．神経眼科，**36**：404-409, 2019.

Summary 眼窩先端部症候群 19 例に対し，原因と急性期治療，その予後，マネジメントについてまとめた論文．
5) 若倉雅登：頭痛の新しい分類とその眼症候について教えてください．あたらしい眼科，**15**：132-134, 1998.
6) Yokoi N, Uchino M, Uichi U, et al：Importance of tear film instability in dry eye disease in office workers using visual display terminals. Am J Ophthalmol, **159**：748-754, 2015.
7) 島﨑 潤，横井則彦，渡辺 仁ほか，ドライアイ研究会：日本のドライアイの定義と診断基準の改訂(2016 年度版)．あたらしい眼科，**34**：309-313, 2017.
8) 小野眞史：頭痛とドライアイは関係があるのか？．神経眼科，**32**：349-357, 2015.
9) 清澤源弘：神経眼科と頭痛．日本の眼科，**86**：1573-1576, 2015.

Monthly Book

OCULISTA
オクリスタ

2020. **3** 月増大号
No.
84

眼科鑑別診断の勘どころ

眼科における**鑑別診断にクローズアップした増大号**！
日常診療で遭遇することの多い疾患・症状を中心に、**判断に迷ったときの**
鑑別の"**勘どころ**"をエキスパートが徹底解説！

編集企画

柳　靖雄　旭川医科大学教授
2020年3月発行　B5判　182頁　定価5,500円（本体5,000円＋税）

目 次

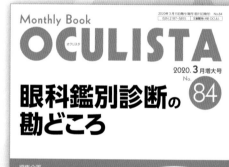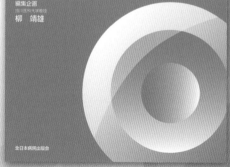

全日本病院出版会　〒113-0033　東京都文京区本郷 3-16-4　Tel：03-5689-5989
www.zenniti.com　Fax：03-5689-8030

MB ENT, 268：39-45, 2022

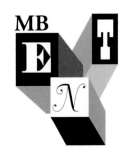

◆特集・頭痛を診る─耳鼻いんこう科外来での pitfall─

頭痛をきたす脳神経疾患

清水俊彦*

Abstract 脳神経外科の外来を受診する患者の主訴のうち，およそ9割は頭痛である．頭痛は国際頭痛分類第三版により，大きく一次性頭痛と二次性頭痛に分類される．一次性頭痛とは，原因の明らかでない頭痛であり，その代表的疾患は片頭痛，緊張型頭痛，そして群発頭痛などが挙げられる．それぞれの診断基準の最終項目には必ず，「他の疾患によらないこと」と明記されている．これに対して二次性頭痛とは，頭痛の原因となる疾患があり，これを治療しない限り頭痛の改善が得られない．代表的な疾患としては脳腫瘍，クモ膜下出血などが挙げられる．注目すべきは，その頭痛の性質が一次性頭痛である緊張型頭痛にきわめて近似するが，二次性頭痛に分類されている薬剤の使用過多による頭痛（薬物乱用頭痛）ということである．本稿は耳鼻咽喉科専門誌の頭痛特集であることを踏まえて，主に外来で遭遇する機会の多い耳鼻咽喉科領域の症状をもきたし得る疾患を中心に述べていくこととする．

Key words 頭痛(headache)，二次性頭痛(secondary headache)，片頭痛(migraine)，脳過敏症候群(cephalic hypersensitivity syndrome)，抗 CGRP 抗体薬(anti-CGRP antibody drug)

はじめに

筆者は本大学以外にも関東周辺に8ヶ所の頭痛外来を開設し，長年にわたり頭痛を中心とした診療に従事している．外来を訪れる患者の約8〜9割は一次性頭痛の患者であるが，中には二次性頭痛で脳神経外科的な加療を必要とする患者もおり，一次性頭痛の患者といえども他疾患を除外するためには，補助診断としてCTスキャンもしくはMRIによる二次性頭痛の除外診断が必要となる．また，一次性頭痛のうち，片頭痛に関連した頭鳴症状や浮動性眩暈を診断する際には，脳波所見を参考に脳の異常な過敏性の有無を見極めるために，脳波検査を施行することもしばしばある．また頭痛は，単一症状で表現されることは少なく，むしろ複数の増悪因子により修飾されていることもしばしばあるため，血液学的検査所見も参考に診断し，加療していくことが必要である．

外来で遭遇する機会の多い
一次性頭痛を中心とした疾患

1．片頭痛[1]〜[3]

一次性頭痛の代表格である片頭痛は，男女比1：4で圧倒的に女性に多い疾患である．頭痛は片側性のこともあれば両側性のこともあり，症状は長くて約3日間続く．片頭痛の病態は三叉神経血管説で説明されている．脳血管内に血小板から何らかの刺激でセロトニンが異常放出されると，これに反応して脳血管が収縮し，その後セロトニンが代謝して枯渇すると脳血管が異常に拡張し，脳血管周囲のセンサーである三叉神経を刺激し，脳血管周囲にCGRP（カリシトニン関連遺伝子ペプチド）やサブスタンスPなどの神経炎症タンパクが放出され，さらに脳血管は拡張する．この情報が脳幹の三叉神経核を介して脳内を上行し，大脳皮質で片頭痛の痛みとして表現されるとする説で

* Shimizu Toshihiko, 〒162-8666 東京都新宿区河田町8-1　東京女子医科大学脳神経外科頭痛外来，客員教授

ある．片頭痛発作時の急性期治療薬であるトリプタン製剤は，この三叉神経終末に存在するセロトニン1D受容体および脳血管壁に存在するセロトニン1B受容体に作用し，神経炎症タンパクの放出を抑制すると同時に，異常に拡張した脳血管を収縮させることにより片頭痛発作を頓挫させる効果を有する．酷い片頭痛発作の際には，三叉神経節からの神経過敏症状として顔面や頭部に分布する三叉神経領域にアロディニア（異痛症）と呼ばれる予兆症状が出現することがある．その症状は多彩であり，頭痛の前に眼周囲や頭皮に違和感が出現したり，鼻の奥が痛くなる，咽喉や下顎さらには歯牙に痛みが出現するなど訴えることがある．このような症状を訴えている時点では，まだ片頭痛の情報は三叉神経節や三叉神経核にあり，脳内には上行しておらず，トリプタン製剤を早期服用する至適のタイミングとして重要である．このタイミングを逃すと片頭痛の情報は脳幹部の嘔吐中枢や視床下部を通過し，この際に嘔気や嘔吐，さらには頭痛とは対側の感覚異常（全身アロディニア）をきたし最終的には大脳皮質で痛みとして認識される．このような片頭痛の発生機序から換言すれば，片頭痛発作の際には痛みの水面下で大脳皮質の異常な過敏性が生じており，後頭葉や側頭葉の過敏症状としてそれぞれ光過敏，音過敏をきたす．さらに，この過敏症状が高じると，前頭葉内側下面にまで過敏症状が到達し，におい過敏が生じることもままならずある．このように，ある意味エネルギーを蓄えた痛みとも解釈できる片頭痛に対して，我慢したり，鎮痛薬で痛みに対する適切な対処を怠り続けると，大脳皮質の過敏な状態が慢性化し，結果，毎日早朝より頭が痛み，痛みの頻度も増悪する．このような理由で頭痛の頻度が増悪し，月に10日以上鎮痛薬を飲み続けるような状態を薬剤の使用過多による頭痛（薬物乱用頭痛）と呼び，服薬をしなくとも，同じような機序で頭痛が悪化し頻度が増悪する．このような状態を慢性片頭痛と呼んでいる．

このような状態に陥った際には，一度脳の異常な過敏状態を払拭すべく，通常抗てんかん薬であるバルプロ酸Naを予防的に処方し，過敏性が減弱し残存した片頭痛に対しては適切にトリプタン製剤を早期服用させる．他にも公知申請も含めて片頭痛予防薬としての適応を有する薬剤として，Ca拮抗剤であるロメリジン塩酸塩やβブロッカーであるプロプラノロール，また三環系抗うつ薬であるアミトリプチリン，さらに適応外ではあるが，抗てんかん薬であるクロナゼパム，トピラマート，抗アレルギー薬であるシプロヘプタジンなどが処方されることもある．また，ごく最近本邦でも上市された抗CGRP抗体薬（ガルカネズマブ，フレマネズマブ）は，脳血管周囲に三叉神経終末から放出されるCGRPに対する中和抗体薬であり，優れた片頭痛発症抑制効果を有するだけでなく，上記の予防薬が無効である，何らかの理由でこれら等の予防薬が処方できない，もしくは心血管系疾患や脳血管系疾患で急性期治療薬であるトリプタン製剤が禁忌となる患者には適応となる薬剤であるが，抗体薬であるがゆえ，現時点では皮下注射薬のみで月に1回の注射投与が必要であり，さらに高額な治療となるため，処方後3ヶ月経過した時点でその有効性の評価が必要であるとされている．

同様の抗体薬として，脳血管のCGRP受容体拮抗薬（エレヌマブ）も上市されている．

2．脳過敏症候群[4]

2010年に筆者らの研究グループが提唱した新しい概念の疾患である．その病態は長年にわたり，片頭痛などの慢性頭痛に対して，適切な対処を欠いたことで経年性に発症する疾患で，その主な症状は頭鳴症状や浮動性眩暈もしくは不眠や高次脳機能障害である．片頭痛発作の際に脳血管は異常に拡張するが，経年性に動脈硬化が進行するとこの異常な拡張が減弱し，脳血管周囲の三叉神経への刺激入力も同時に減弱していき，頭痛はあまり感じにくくなる．しかし，それ以前に片頭痛発作に伴い獲得した大脳の異常な過敏性は残存し，特に視覚野である後頭葉の過敏性が強まるこ

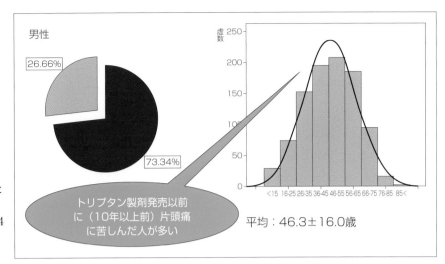

図 1.
脳過敏症候群の男女比と年齢分布
対象者全体の背景（n＝964人）

とにより，明るいところや眼前の周期的な動きで，ゆらゆらとした浮動性の眩暈が誘発されやすい．また，些細な音の刺激で，側頭葉にある聴覚野の過敏症状として，頭鳴症状が出現するものと想定される．さらに，前頭葉の過敏性が高まることにより，性格変化や物覚えが悪い，記憶力が低下するなどの高次脳機能障害が出現すると同時に，不眠症状が伴うことが多い．診断には画像検査や血液生化学的検査で他疾患を除外したうえで，脳波所見で全般性の過敏性の上昇を観察することが有用である．本疾患は片頭痛関連の疾患として想定されているため，その治療には片頭痛に有効性を示す抗てんかん薬などの予防的治療薬の長期投与が有効である．難治性，かつ両側性の耳鳴り（頭鳴症状）の患者を診る際には，常に脳過敏状態の可能性を念頭に置き，患者本人もしくは二親等以内の片頭痛罹患歴の有無を問診で聴取することが重要である（図1）．

3．群発頭痛[5)6)]

片頭痛とは異なり，頭痛があたかも群発地震のように，一度起こり始めると連日連夜のごとく，約1〜2ヶ月間続くことからこの名称がつけられた．主に季節の変わり目の春先から秋口に好発し，男女比は10対1で圧倒的に青年期から壮年期にかけての男性に多くみられる．典型的な発作は夜間入眠後，1時間程度経過してから起こり始め，発作時間は約1〜2時間である．痛みはあたかも火箸で片目の奥をえぐられるような激痛で，痛みと同側の流涙や鼻漏・鼻閉を伴い，眼瞼下垂などの

不完全なホルネル徴候を伴う．また，発作時には前額部皮膚の赤潮がみられることもある．片頭痛発作との明らかな違いは，片頭痛発作時は体動にて頭痛が増強するため，じっと臥床していることが多いのに対して，群発頭痛発作時には，頭部を振ることにより頭痛が軽減するため，じっと臥床していることはなく，歩き回ったり頭部を打ちつけたりするような行動をとることが多い．これはその病態と考えられている眼の奥にある内頸動脈周辺の海綿静脈洞部の浮腫が，立位になったり頭部を振ったりすることで静脈血が心臓に還流していき，同部位の充血による浮腫が軽減し，静脈洞部を走行する三叉神経第二枝の分枝である上顎神経の圧排が軽減するためではないかと考えられている．筆者らの研究グループは，この頭痛が主に人体の免疫能が低下しやすい季節の変わり目に起こりやすいこと，発作時に帯状疱疹ウイルスの抗体価が上昇し始め，発作期間が収束すると減少すること，また浮腫を軽減する副腎皮質ホルモン剤や抗ウイルス薬であるバラシクロビルの投与が有効であることから，三叉神経節に潜在している帯状疱疹ウイルスの季節性の再活性化がこの頭痛のトリガーではないかと想定し，国際的に報告している．近年，小児期に水痘に罹患する以前にワクチンを投与することで帯状疱疹を予防できているケースが多いが，このような受動的な免疫の獲得状況による抗体価は終生免疫ではないため，推奨年齢が50歳以上とされている帯状疱疹ワクチンの接種を検討することが，通常の水痘罹患歴を有

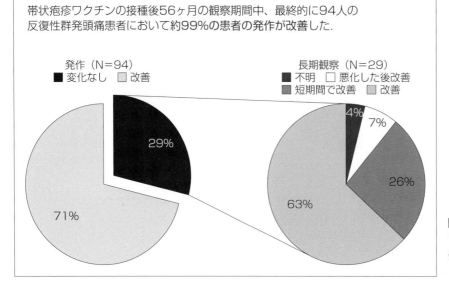

帯状疱疹ワクチンの接種後56ヶ月の観察期間中、最終的に94人の
反復性群発頭痛患者において約99%の患者の発作が改善した.

発作（N＝94）
■ 変化なし　□ 改善

長期観察（N＝29）
■ 不明　□ 悪化した後改善
■ 短期間で改善　□ 改善

29%

71%

4%

7%

26%

63%

図 2.
ワクチン投与前後の
発作改善率

する患者よりも少量かつ低価で群発頭痛の発症を
予防するには有効である（図2）.

4．頭部神経痛

　頭部神経痛は，三叉神経系領域の神経痛と大・
小後頭神経領域の痛みに大分される．季節の変わ
り目の免疫能力が低下する時期，もしくは本人に
糖尿病や悪性腫瘍などの免疫能が低下する疾患の
既往がある際には，先に述べた神経節に潜在する
帯状疱疹ウイルスの再活性化による神経痛の可能
性を考える必要がある．片側性で不定期の刺すよ
うな痛みを特徴とし，皮疹の出ないことも多く，
また皮疹に先行して1週間ほど前から神経痛が出
現することが多い．このような際には抗体価を測
定すると同時に抗ウイルス薬であるバラシクロビ
ルの投与が有効であることもあるが，1〜2ヶ月経
過してから再度抗体価を測定し，抗体価の上昇の
有無を確認する（ペア血清）ことも重要である．
IgG抗体法は，再活性化直後から即座に反応が観
察される利点がある反面，単純ヘルペスウイルス
との交叉反応を有するため，実際よりも高値を示
すこともあり，その評価には注意が必要である．
補体結合法は直後からの反応性は得にくく，約
1ヶ月程度遅れて上昇し始めるため，初回の値が
マイナスでも再活性化の可能性は否定できず，こ
のような際も疑ったら抗ウイルス薬の早期投与を
検討すべきである．後頭神経痛のうち，耳介後部
の小後頭神経領域の神経痛は，顔面神経管から顔

面に分布する顔面神経に関連して痛むことがあ
り，このような際には数日後に顔面神経麻痺に移
行したり，耳孔に帯状疱疹や皮疹が出現すること
もあるため注意が必要である

　上記のような，帯状疱疹ウイルスの再活性化の
可能性が否定され，しかも持続するような三叉神
経痛の患者では，3テスラMRI装置による詳細な
評価が必要となることがある．三叉神経自体に発
生する神経鞘腫はごく小さいうちは症状が出るこ
とは少ないが，三叉神経が関連している片頭痛を
併発している患者では，片頭痛の頻度や程度が増
悪することがしばしばある．このような際にはガ
ンマーナイフ照射による治療で腫瘍も縮小し，頭
痛も軽減することが多い（図3）．また，三叉神経
起始部の約1mmの部位（root entry zone）にはミ
エリン鞘が存在せず，この部位での上小脳動脈の
長年の圧排が原因で三叉神経痛が誘発されること
があるため，このような際には抗てんかん薬であ
るカルバマゼピンの内服が無効である症例に限っ
て早期の神経減圧手術が検討されることもある．

耳鼻咽喉科領域に関連した症状をきたし得る 二次性頭痛を中心とした疾患

1．副鼻腔炎

　従来は last diagnosis of headache cause，すな
わち頭痛の原因がほかに見当たらない際の最終診
断とすべきとされていたが，ごく近年の研究で三

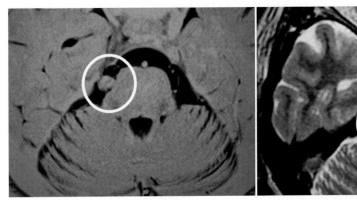

図 3. 50 歳台，女性. 左三叉神経鞘腫の頭部 MRI 画像

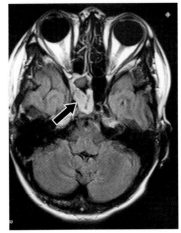

図 4. 30 歳台，女性. 頭部 MRI 画像
左蝶形骨洞炎，頭頂部の頭痛で来院

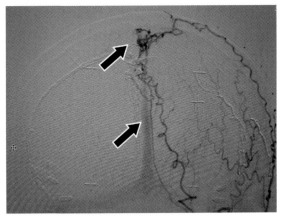

図 5. 50 歳台，男性. 硬膜動静脈瘻
中硬膜動脈から栄養される動静脈瘻（上部矢印）と，
早期に造影される上矢状静脈洞（下部矢印）を認める

叉神経血管説に基づき，三叉神経が関連している片頭痛患者の頭痛増悪因子として論じられるようになった．すなわち，副鼻腔の粘膜には主に三叉神経第二枝が分布しており，この部位の炎症は三叉神経を介して脳血管周囲の三叉神経と情報交換して片頭痛の頻度や程度を増悪させることが多い．診断には頭部 CT スキャンや MRI 検査が有用である．血液生化学的検査では，画像所見で見るよりも CRP や白血球の上昇所見に乏しいことがあるため，注意が必要である．上顎洞炎や前頭洞炎では，直上の皮膚の腫脹や圧痛がみられることもあるが，深部の副鼻腔である蝶形骨洞炎では，三叉神経を介して副鼻腔とは離れた頭頂部に痛みをきたすことが一般的である．しかし，先に述べた群発頭痛と同様の痛みをきたす場合もあり，鑑別疾患として重要である[7]．概して副鼻腔炎による頭痛は下を向き頭部を振る（jarring head）こと

で痛みが増悪することが多い（図 4）．

2．硬膜動静脈瘻

耳鳴症状や頭鳴症状をきたす疾患として重要である．放置することで硬膜下血腫やクモ膜下出血をきたすこともあり，注意が必要である．頭部 CT スキャンでの診断は不可能に近く，また頭部 MRI 検査による血管撮影でも動脈周囲の異常な陰影として異常に拡張した静脈叢を注意して確認することが重要である．典型的な頭鳴症状として，電車が鉄橋を通過する際の往復雑音（to-and-fro murmur）と表現されることがある．典型的ではなく小さいものでは，疑ったら脳血管撮影や動静脈の血流動態をリアルタイムに観察できる4DCT 検査が有用である．治療には血管内外科手術によるコイル挿入，小さいものではガンマナイフ治療が検討されることがある（図 5）．

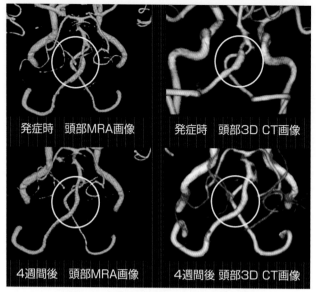

図6. 40歳台，男性．左椎骨動脈解離
4週間後，同部位の自然修復が認められた

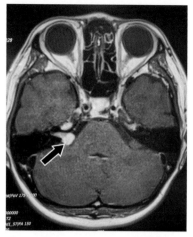

図7. 30歳台，女性．左聴神経腫瘍

3．椎骨動脈血管解離

片側の後頭部，特に耳介後部から後頸部に痛みをきたすことが多い疾患である．頭痛の発症は比較的突然かつ持続的であることが多く，放置することで解離部位に脳動脈瘤が形成されることもあり，最悪の場合クモ膜下出血をきたすこともある．過度の頸部マッサージや頸椎捻挫などの外傷に続発することもあるが，特発性のことも多い．近年，帯状疱疹ウイルスの関与も論じられており，水痘罹患後の皮疹の多かった領域の神経節に潜在することが多く，また日本人の約9割に潜在していると推察されている[8]．特に，三叉神経領域に帯状疱疹を発症した患者は，1年以内に脳卒中を罹患する率が高い[9]と報告されており，また後頭神経領域の潜在性もしくは顕在性帯状疱疹に続発して椎骨動脈解離をきたす症例が多い．頭部の帯状疱疹発症後1年以内は解離発症の可能性を念頭に置いて，暫く経過観察することが重要である（図6）．

4．聴神経腫瘍

概して緩徐な聴力障害に発症することが多く，小さいうちは頭痛の精査中のMRI所見から偶然に発見されることが多い．多いものは脳幹を圧排して頭痛や他の脳神経症状をきたすこともあるが，長径3cm以内のものは，先に述べたガンマ

ナイフ治療の良い適応となる（図7）．

終わりに

以上，頭痛を含め，眩暈や耳鳴り（頭鳴）など耳鼻咽喉科領域に関連した症状をきたし得る，比較的外来診療で遭遇する可能性の高い疾患について述べてみたが，これ以外にも頭痛や眩暈，頭鳴など，複合された症状をきたしうる脳神経疾患も多数あり，今後，頭部に関連した診療科の連携による総合的な診断や治療が行われる新たな診療科が将来的に設立されることを願ってやまない．

引用文献

1) 日本神経学会・日本頭痛学会（監），慢性頭痛の診療ガイドライン作成委員会（編）：Ⅱ-1 片頭痛-診断・疫学・病態・誘発因子・疾患予後：76-90. 慢性頭痛の診療ガイドライン 2013, 2013.

2) Edvinsson L：Pathophysiology of primary headaches. Curr Pain Headache Rep, 5(1)：71-78, 2001.

3) Welch KM：Contemporary concepts of migraine pathogenesis. Neurology, 61(8 suppl 4)：S2-S8, 2003.

4) Shimizu T：Cephalic Hypersensitivity Syndrome and Varieties of Grief Resulting from a Lack of Sympathy Towards Chronic Headache. Grief Care, 5：23-39, 2017.

Summary 慢性頭痛は単なる痛みではなく，ある意味脳の過敏症状であり，いわば痛みの水面下で異常な脳の興奮状態が引き起こされている状態といえる．この過敏症状に対して長年にわたり不適切な対処を繰り返すことで，経年性に頭痛が消失したのちに，この脳の過敏状態が治療困難な耳鳴りやめまいへと変容していくことに注目し，このような経年性の症状を「脳過敏症候群」と命名し，新たな疾患として国際的に提唱するに至った．

5) 清水俊彦：水痘・帯状疱疹不活化生ワクチンによる群発頭痛への新規予防治療（第3報）．日頭痛会誌, **47**(2)：14, 2020.
Summary 一時的な群発頭痛（ECH）は，末梢ニューロンを介した異常な CGRP 放出を誘発する．三叉神経節における無症候性水痘帯状疱疹ウイルス（VZV）の再活性化，およびワクチン接種によって引き起こされる可能性があることを報告した．

6) Shimizu T, Arakawa I：The prophylactic effect of Zoster vaccine live attenuated in patients with episodic cluster headache. International Headache Society 2019 Abstract；56-57.

Summary 一時的な群発頭痛（ECH）の発作は，三叉神経節の無臨床水痘帯状疱疹ウイルス（VZV）の再活性化によって引き起こされる可能性があり，VZV の力価の傾向を事後測定することで，末梢ニューロンを介して異常な CGRP 放出を誘発する可能性があることが示唆された．

7) Takeshima T：Cluster headache like symptoms due to sinusitis：evidence for neuronal pathogenesis of cluster headache syndrome. Headache, **28**：207-208, 1988
Summary 典型的な副鼻腔炎の症状ではなく群発頭痛のような症状を示した2人の副鼻腔炎の患者が報告されており，患者の副鼻腔放射線学的研究が重要視されている．

8) Silverstein SJ：Varicellazoster virus proteins in skin lesions：implications for a novel role of ORF29p in chickenpox. J Virol, **74**：2005-2010, 2000.

9) Kang JH：Shingles Raises Stroke Risk：Study Patients with the virus should be monitored for high blood pressure, expert says；November 2009 Stroke.

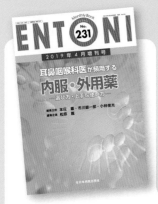
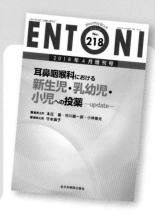

MB ENT, 268：47-54, 2022

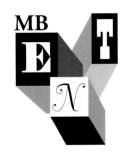

◆特集・頭痛を診る—耳鼻いんこう科外来での pitfall—

頭痛をきたす小児疾患

荒木　清*

Abstract　慢性反復性頭痛を主訴に外来を受診する小児・思春期患者は多い．その大多数は「片頭痛」であり，小児・思春期の片頭痛の診断・指導・治療・経過観察について概説した．
　また，鼻炎・副鼻腔炎，特に季節性アレルギー性鼻炎と片頭痛の関連（共存症），片頭痛診療におけるアレルギー性鼻炎の適切な治療の重要性につき報告する．

Key words　小児・思春期片頭痛（migraine in children and adolescents），頭痛問診票（headache questionnaire），頭痛ダイアリー（headache diary），アレルギー性鼻炎（allergic rhinitis），副鼻腔炎（sinusitis）

はじめに

　頭痛をきたす小児疾患は多い．頭痛は，一次性頭痛（片頭痛，緊張型頭痛など頭痛持ちの頭痛），二次性頭痛，その他に大別される．本稿では小児・思春期において外来を受診する機会の多い「片頭痛」の診療と耳鼻咽喉科疾患，特にアレルギー性鼻炎との関連を中心に概説する．

一次性頭痛と二次性頭痛

　小児・思春期においても頭痛診療の入り口でもっとも大切なことは，危険な二次性頭痛を見逃さないことである．慢性頭痛の診療ガイドライン2013[1]では，① 突然の頭痛，② 今まで経験したことのない頭痛，③ いつもと様子が異なる頭痛，④ 頻度と程度が増していく頭痛，⑤ 50 歳以降に初発の頭痛，⑥ 神経脱落症状を有する頭痛，⑦ がんや免疫不全の病態を有する患者の頭痛，⑧ 精神症状を有する患者の頭痛，⑨ 発熱・項部硬直・髄膜刺激症状を有する頭痛は二次性頭痛を疑って積極的な検索が必要である・・・と記されている．なお小児においては，6 ヶ月以内に薬物が効かない

頭痛，乳頭浮腫・眼振・歩行／運動障害を有する頭痛，片頭痛の家族歴を有さない頭痛，意識障害または嘔吐を伴う頭痛，睡眠と覚醒を繰り返す頭痛，中枢神経疾患の家族歴や診療歴を有する頭痛などは二次性頭痛を疑う・・との記載がある．小児科領域で考慮すべき二次性頭痛を表 1 に示す．これらの中では，感染症による頭痛が最多で頭部外傷後，鼻副鼻腔炎が多い傾向にある．二次性頭痛の詳細は紙面の都合で省略するが，これらの中で，もやもや病，ミトコンドリア脳筋症，鼻副鼻腔炎では片頭痛様頭痛が先行・並存して起こる場合があることは記憶すべき事実である．

　頭痛を主訴とする患児全例に頭部画像検査（CT/MRI）は明らかに過剰であり，頭部 CT に伴う放射線被曝の問題，年少児の MRI 鎮静によるリスクなど問題も多い．しかし，上記症状や二次性頭痛の可能性が否定できないケースは施行すべきである．

　慢性反復性頭痛を呈する小児・思春期頭痛患児のうちもっとも多いのは一次性頭痛である片頭痛または片頭痛＋緊張型頭痛であり，「片頭痛」の診療が基本となる．以下，小児片頭痛の診断・指

* Araki Kiyoshi, 〒 108-0073 東京都港区三田 1-4-17　東京都済生会中央病院小児科，部長

表 1. 小児科年齢で考慮すべき二次性頭痛

・全身性感染症による頭痛	・もやもや病
・頭部外傷後	・脳動静脈奇形
・鼻副鼻腔炎による頭痛	・Chiari 奇形
・髄膜炎，髄膜脳炎(含む ADEM)	・ラトケ嚢胞
・脳脊髄液減少症(低髄液圧症候群)	・水頭症
・脳腫瘍	・ミトコンドリア脳筋症
・脳膿瘍	・高血圧
・頭蓋内出血	・薬剤の使用過多による頭痛　など

導・治療・経過観察と耳鼻咽喉科疾患との関連を中心に筆者の経験や自験例を中心に概説する.

頭痛診療関連・支援ツール

頭痛診療には時間がかかる. 特に，初診時や心理社会的要因の関与が大きいケースなどは，患児1人に2時間かかることも稀ではない. 初診時の待ち時間に，身長・体重・血圧測定と頭痛問診票の記入を済ませておいてもらうのが効率的である. 図1は当院で実際に使用している小児・思春期頭痛問診票である. 頭痛問診票(+頭痛ダイアリー)，国際頭痛分類第3版[2])，慢性頭痛の診療ガイドライン2013(頭痛の診療ガイドライン2021が2021年11月発刊された)は頭痛診療三種の神器であり，頭痛を扱う医師は，あらかじめ外来への常備をおすすめする.

小児・思春期の片頭痛診療

片頭痛は国民の約8～10%の有病率の生活支障度の高い頭痛で，随伴症状として悪心・嘔吐などの消化器症状，光過敏・音過敏・におい過敏などの過敏性を有することが特徴である. 緊張型頭痛のほうが有病率は高いが，片頭痛のほうが重度であり，外来受診率は高い. 表2は片頭痛と緊張型頭痛の特徴・鑑別点である.

1．片頭痛の診断

国際頭痛分類第3版を用いて正確に診断する. 表3は前兆のない片頭痛の診断基準で，小児の適応が別記されている. 小児の片頭痛の特徴は，① 頭痛の特徴をきちんと表現できず，頭痛の性状が捉えにくい，② 突然起こり，短時間で軽快することも多い，③ 複数の頭痛が共存し二次性頭痛の合併も多い，④ 心理社会的要因の関与も多く，特に

思春期の不登校を伴う頭痛，起立性調節障害や神経発達症に伴う頭痛は慢性連日化して難治に経過しやすい，⑤ 片頭痛も幼少児では拍動感がはっきりせず両側性が多い，頭痛の持続も短い，⑥ 周期性嘔吐症候群，腹部片頭痛からの移行例も存在する，⑦ 成人と異なり，頭痛の薬剤使用にも制限が存在する，などである. 頭痛持続時間の短さなどより，小児の片頭痛は初診時に診断基準を満たさないケースも多く，最終診断まで「疑い」症例として一定期間の経過観察が必要な場合も多い.

2．片頭痛の治療

片頭痛の治療は，① 非薬物療法，② 薬物療法(急性期治療, 予防的治療)に大別される. 「非薬物療法」は片頭痛，緊張型頭痛を問わず，すべての頭痛患児に適応すべき治療であり，早寝早起き・朝ごはん，姿勢の注意，生活習慣の見直し，頭痛誘因の回避，ブルーライト制限，共存症・合併症の適切な対応，学校対策，患児・家族へのサポートやカウンセリングなどのすべてが含まれる(表4). 個々の背景を重視した生活習慣の改善などの指導を行うが，当院ではブルーライト制限と学校対策に重点を置いている(表5・図2). さらに緊張型頭痛の緩和，片頭痛の予防の目的で「頭痛体操」(図3)[3)]および適度の運動を指導している.

急性期治療の基本は，頭痛早期の適切なタイミングでのイブプロフェンまたはアセトアミノフェンの内服である. 1回投与量はイブプロフェン5～10 mg/kg(最大200 mg)，アセトアミノフェン10～15 mg/kg(最大400 mg)であり，筆者はドンペリドンを併用する場合が多い. トリプタン製剤は小児には未承認であり，筆者は片頭痛の診断が確実な，かつ片頭痛への理解が良好な思春期年齢以降(10歳以上・体重30 kg以上)の小児に限定し

……頭痛(反復性，慢性)で来院した患者様へ【頭痛問診票】……

0．本人以外で家族に頭痛持ちはいますか？（　　　　　　　　　　　　　　　　　　　　　）

1．頭痛はいつ頃から始まりましたか？(例；3年前より，5歳より，3日前 など)
　　（　　　　　　　　　　　　　　　　　　　　　　　　）

2．頭痛の頻度はどれくらいですか？
　　①1年に数回　　②1ヶ月に数回　　③1週間に1〜2回　　④ある時期はほぼ毎日
　　⑤その他（　　　　　　　　　　　　　　）

3．痛みはどのくらい続きますか？
　　①1時間以内　　②数時間　　③約1日　　④数日間　　⑤その他（　　　　　　　　　）

4．頭のどこが一番痛みますか？
　　①片側　　②全体　　③両方のこめかみ　　④後頭部や首　　⑤目の奥　　⑥顔面
　　⑦その他（　　　　　　　　　　　　　　　　　　　）

5．どのような痛みですか？
　　①ズキンズキンと脈打つ痛み　　②締めつけられるような痛み
　　③眼をえぐられるような痛み　　④殴られたような痛み
　　⑤その他（　　　　　　　　　　　　　　　　　　　　　　　　）

6．どの程度の痛みですか？
　　①じっとしていられず，頭をかかえて転げまわるくらい
　　②ねこんだり，何もせずじっとしていたい　　③我慢できるけど痛い

7．頭痛の前や最中に，以下の症状はありますか？
　　①目の前がチカチカしたり，ぼやけたりする　　②吐き気・嘔吐
　　③首・肩の痛み・こり　　④光や音・声が不快である　　⑤涙が出る
　　⑥その他（　　　　　　　　　　　　　　　　　　　）

8．どのような時に痛みがおきたり，ひどくなったりしますか？
　　（　　　　　　　　　　　　　　　　　　　　　　　　　　　　　　　）

9．小さい時(幼小児期)に吐きやすい体質，もしくは「周期性嘔吐症(自家中毒)」と言われたこと
　　がありますか？
　　①ある　　②ない（　　　　　　　　　　　　　　　　　　）

10．車や乗り物に酔いやすいほうですか？
　　①はい　　②いいえ

11．今までの対応について教えて下さい(痛み止めを飲む，他院でCT検査 など‥)
　　（　　　　　　　　　　　　　　　　　　　　　　　　　　　　　　　　）

12．現在内服中の薬があったら記入して下さい
　　（　　　　　　　　　　　　　　　　　　　　　　　　）

ありがとうございました

　　　　　　　　　　　　　　　　　　　東京都済生会中央病院　小児・思春期頭痛外来

図 1. 頭痛問診票

表 2. 片頭痛と緊張型頭痛の鑑別

	片頭痛	緊張型頭痛
発作的な頭痛	＋	－
頭痛持続時間	4〜72時間*	30分〜7日間
頭痛部位	片側性〜両側性	両側性
	前頭・側頭部	後頭〜頭全体
頭痛の性状	拍動性	圧迫感・締めつけ感
頭痛の程度	中等度〜重度	軽度〜中等度
日常生活	支障が大きい	影響が少ない
悪心・嘔吐	＋	－
運動・入浴	悪化，不可能	軽快傾向
随伴症状	前兆，悪心・嘔吐	肩こり・筋緊張
	光・音・におい過敏	めまい感
頭痛の家族歴	多い	少ない
対応	冷やす・暗い部屋・安静	温める・動かす

*18歳未満では2〜72時間でもよい

その他の注)・緊張型頭痛でも，光過敏，音過敏のいずれか一つのみは存在する
　　　　　　ことあり
　　　　　・肩こりは緊張型頭痛のみでなく片頭痛の約70％に合併・前駆する

表 3. 前兆のない片頭痛の診断基準（国際頭痛分類第 3 版）

A．B～D を満たす頭痛発作が 5 回以上ある
B．頭痛発作の持続時間は 4～72 時間（未治療もしくは治療が無効の場合）*
C．頭痛は以下の 4 つの特徴の少なくとも 2 項目を満たす
1．片側性**
2．拍動性
3．中等度～重度の頭痛
4．日常的な動作（歩行や階段昇降など）により頭痛が増悪する，あるいは頭痛のために 　　日常的な動作を避ける
D．頭痛発作中に少なくとも以下の 1 項目を満たす
1．悪心または嘔吐（あるいはその両方）
2．光過敏および音過敏
E．ほかに最適な ICHD-3 の診断がない

*小児あるいは青年（18 歳未満）では，持続時間は 2～72 時間としてよいかもしれない
**18 歳未満では両側性であることが多い（通常，前頭側頭部）

急性鼻副鼻腔炎による頭痛（国際頭痛分類第 3 版：ICHD-3）

A．頭痛は C を満たす
B．臨床上，鼻腔内所見または画像所見のいずれか 1 つ以上で急性鼻副鼻腔炎の証拠がある
C．原因となる証拠として，以下のうち少なくとも 2 項目が示されている
1．頭痛は急性鼻副鼻腔炎の発症と時期的に一致して発現する
2．以下のうち一方または両方を満たす
a）頭痛は鼻副鼻腔炎の悪化と並行して有意に悪化している
b）頭痛は鼻副鼻腔炎の改善または消失に並行して有意に改善または消失
3．頭痛は副鼻腔に加わる圧によって増悪する
4．一側性の鼻副鼻腔炎の場合には，頭痛は同側に限局する
D．ほかに最適な ICHD-3 の診断がない

表 4. 非薬物療法＝片頭痛患児：生活上の留意点
基本：規則正しいメリハリのある生活

① 早寝・早起き・朝ごはん
② 寝すぎ，寝不足，長い昼寝に注意
③ 誘因の回避（光・音・におい過敏など）
・スマホ，パソコン，ゲームなどのブルーライト制限（特に夜間）
・日光，明るすぎる照明を避ける（帽子，サングラスの着用など）
・満員電車・バス，満員の映画館，暖房の効きすぎた部屋 　　熱い風呂・長湯，香水などの臭いが強いものは避ける
・気温・気圧・天候に注意（高温多湿，雨・低気圧・台風など）
・高山（2500 m 以上の登山には要注意）
・共存症・合併症の適切なコントロール・治療 　　（アレルギー性鼻炎，副鼻腔炎，虫歯，咬合不全など‥）
・過剰なストレス，ストレスからの解放
・食物・飲料（アルコール【成人】，ポリフェノール，カフェイン過剰など）
④ 肩こり・緊張型頭痛のコントロール
・頭痛体操®，マッサージ，適度の運動，姿勢に注意
⑤ 学校対策（「片頭痛」という疾患・体質を理解していただく）
・診断書，冊子の活用，担任・養護教諭との密な連絡

て説明と同意書を渡して処方している．

　非薬物療法，適切な急性期治療にもかかわらず，片頭痛頻度が高い場合などは，片頭痛の予防的治療が考慮される（表 6）．小児科領域では予防薬としてアミトリプチリン，トピラマート，五苓散，塩酸ロメリジン，シプロヘプタジン（年少児）が使用されることが多い．筆者の頭痛外来では，頭痛ダイアリー[4]を記入して経過観察を行っている．頭痛ダイアリーは日本頭痛学会の HP からダウンロードが可能で，診断の確定，治療効果の判定，患児側にとっても内服タイミングや生活改善の見直しになり患児と医師のコミュニケーション

表 5. ブルーライトの制限基準

① スマホ，パソコン，ゲーム，テレビなどの使用を合計 3 時間以内／日に抑える
② 夜 8 時以降は使用しないのが望ましい（就寝 2 時間前以内）
③ ブルーライトカットメガネ(PC 眼鏡)の着用
④ 夜間のリビング，勉強部屋の照明の明るさを落とす
⑤ 睡眠時間最低 7 時間＋(早寝)早起き
⑥ 可能なら朝，(短時間でも)太陽の光を浴びる
⑦ 乳幼児には絶対にスマホなどは見せない

（　　　　　　　）様　　（　　年　　月　　日生；　　歳）

診断（病名）：前兆のない片頭痛

　上記のため当院小児科頭痛外来に通院治療・観察中です．学校における頭痛出現時には、本人持参薬の早めの内服・使用（授業中であっても）と、頭痛がひどい場合には保健室での最低 1 時間の安静臥床を宜しくお願い致します．また席替えの時に、本人と教科書に直接日光が当たる窓際の席を避けていただけたら幸いです。

以上。

上記の通り診断します。
　　　年　　　月　　　日

　　　　　　　　　　　　　　　　　　　　東京都済生会中央病院小児科
　　　　　　　　　　　　　　　　　　　　　　　　荒木　　清

図 2. 学校対策・お願い書(診断書)

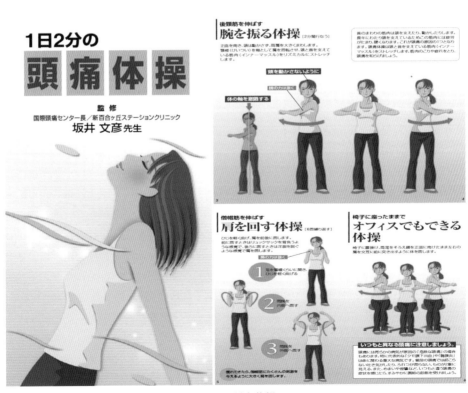

図 3. 頭痛体操

表 6. 片頭痛の薬物治療

1．急性期（発作時）治療
- 暗めの静かな部屋で頭を冷やして安静
- 鎮痛薬；アセトアミノフェン（カロナール®：10〜15 mg/kg/回）
   　　　イブプロフェン（ブルフェン®：5〜10 mg/kg/回）
- 制吐薬；ドンペリドン（ナウゼリン®）
   　　　メトクロプラミド（プリンペラン®）
- 脱水傾向あれば点滴
- エルゴタミン製剤；（カフェルゴット®　→2009 年販売中止）
- トリプタン製剤；
   　　スマトリプタン（イミグラン®　錠剤，点鼻，皮下注）
   　　ゾルミトリプタン（ゾーミッグ®　錠剤，口腔内速溶錠）
   　　エレトリプタン（レルパックス®　錠剤）
   　　リザトリプタン（マクサルト®　錠剤，口腔内崩壊錠）
   　　ナラトリプタン（アマージ®　錠剤）

2．予防的治療
- 抗うつ薬；アミトリプチリン（トリプタノール®）
- 抗てんかん薬；バルプロ酸（デパケン®）
   　　　　　　トピラマート，ガバペンチン
- β遮断薬；プロプラノロール（インデラル®）
- カルシウム拮抗薬；塩酸ロメリジン（ミグシス®）
- 抗ヒスタミン薬；シプロヘプタジン（ペリアクチン®）
- 漢方薬；呉茱萸湯®，五苓散®など
- マグネシウム，ビタミン B$_2$
- ロイコトリエン受容体拮抗薬

ツールとして有用である．

小児の頭痛と耳鼻咽喉科疾患，特に片頭痛とアレルギー性鼻炎の関連

　小児・思春期の片頭痛患児に認められる合併症・共存症には気管支喘息，アレルギー性鼻炎，起立性調節障害，周期性嘔吐症候群，過敏性腸症候群，てんかん，甲状腺疾患，うつ病，摂食障害などが挙げられる．2007〜2009 年に筆者の頭痛外来通院中の 4〜20 歳の片頭痛患児 275 人（女性；148 人・男性；127 人）を対象に，全員に 1 年間の症状や鼻腔内粘膜所見の経時的観察，IgE 採血を施行した．季節性アレルギー性鼻炎の診断は「2009 年版鼻アレルギー診療ガイドライン」に準拠し，① 症状，② 鼻腔内粘膜所見，③ 特異的 IgE 抗体の有意な上昇（花粉でクラス 2 以上）の 3 者とも陽性を基準とした．結果，片頭痛患児におけるアレルギー性鼻炎の合併率は 70.5％であった[5]．患児の大部分はスギ，ヒノキ，ハルガヤ，カモガ

ヤ，ブタクサなどが陽性で，春・秋中心の季節性アレルギー性鼻炎と診断した．2009 年時点での全国調査ではアレルギー性鼻炎全体の有病率が約 30％だったので，明らかに高率の合併であり，片頭痛とアレルギー性鼻炎は単なる合併症ではなく「共存症」と考えるべきである．

　国際頭痛分類第 3 版では，以前は否定的であった「慢性・再発性鼻副鼻腔炎による頭痛」の存在が認可された．したがって，副鼻腔炎は急性・慢性を問わず「頭痛」を起こしうる疾患と考えられる．かつては急性副鼻腔炎以外は頭痛との関連はあまり強調されていなかったが，アレルギー性鼻炎，副鼻腔炎（急性・慢性問わず）をきちんと治療・予防すると頭痛が明らかに減少するケースは多い．実際の診療ではアレルギー性鼻炎の悪化や副鼻腔炎の存在が片頭痛の頻度増加に直結している例を多く経験する．以下に実際の症例を提示する．

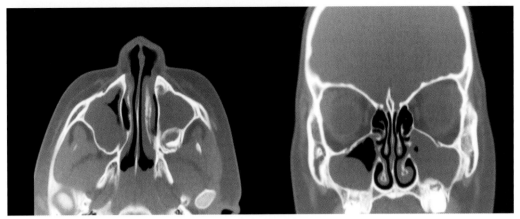

図 4. 前兆のない片頭痛＋急性鼻副鼻腔炎(8 歳, 男児)

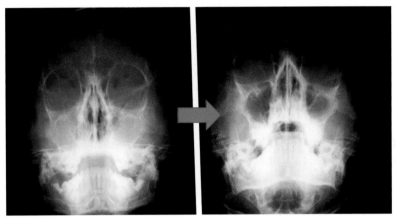

図 5. 前兆のある片頭痛＋慢性鼻副鼻腔炎(初診時→治療 1 ヶ月後) (10 歳, 女児)

症例 1：8 歳, 男児

【**主　訴**】　慢性連日性頭痛

【**経　過**】　5 歳：周期性嘔吐症候群, 7 歳：片頭痛と診断. 8 歳時：鼻汁・鼻閉が続き頭痛の頻度増加, 登校不可のため来院.

【**診察時所見**】　体温 37.8℃, 頭痛＋顔面頬部痛, 後鼻漏あり, 膿性鼻汁・鼻閉は約 2 週間前から持続.

採血上炎症反応；軽度陽性, IgE：789 IU/m*l*, スギ, ヒノキ, カモガヤ, ブタクサ, ダニ, HD 陽性. 来院時直前の他院の CT 所見を図 4 に示す.

【**頭痛診断**】　増加した前兆のない片頭痛＋急性鼻副鼻腔炎(両上顎洞炎)による頭痛

【**治　療**】　ロイコトリエン受容体拮抗薬・カルボシステイン内服 1 ヶ月, 抗生剤 CVA/AMPC 内服 10 日間, ステロイド点鼻を行い, 症状・頭痛頻度ともに改善. 片頭痛で内服を要した日も 18 日/月→3 日/月と著明に減少した.

症例 2：10 歳, 女児

【**主　訴**】　鼻閉, 片頭痛の増加

【**経　過**】　○○年 2 月から鼻炎症状, 近医耳鼻いんこう科で点鼻・点眼の処方. 3 月から鼻閉, 頭痛の増加, 5 月初旬来院.

【**診察時所見**】　鼻粘膜発赤腫脹・閉塞, 膿性鼻汁・後鼻漏あり, 鼻閉と頭痛の増加は約 2 ヶ月間持続.

採血上 IgE：1240 IU/m*l*, スギ, ヒノキ, ハルガヤ, カモガヤ, ブタクサ陽性. 副鼻腔 XP(図 5).

【**頭痛診断**】　増加した前兆のある片頭痛＋慢性鼻副鼻腔炎(両上顎洞炎)による頭痛＋緊張型頭痛

【**治　療**】　季節性アレルギー性鼻炎の治療としてロイコトリエン受容体拮抗薬＋ステロイド点鼻, 慢性副鼻腔炎対策としてマクロライド(CAM)少量＋カルボシステイン内服を 4 週間続けた. 緊張型頭痛対策として頭痛体操・マッサージ, 適度の運動指導.

4 週間後，鼻閉，後鼻漏などの症状改善とともに片頭痛頻度も 14 日/月→2 日/月と改善した．

臨床の現場では以下の点が重要であり，筆者の小児・思春期頭痛外来の経験からの「Take Home Message」としたい．

① アレルギー性鼻炎は単なる合併症ではなく，頻度の高い「片頭痛共存症」である．② 慢性，再発性副鼻腔炎も頭痛の原因として認可された．③ 鼻副鼻腔炎の存在は，鼻副鼻腔炎による頭痛のみならず片頭痛の頻度も明らかに増加させる．④ 頻度の増加した片頭痛症例を診たら，とりあえず予防薬開始ではなく，アレルギー性鼻炎，副鼻腔炎の有無につき検索・治療してみることをおすすめする．

最後に

危険な二次性頭痛の否定は頭痛診療の初期段階で必要である．しかし，慢性反復性頭痛を訴える小児・思春期頭痛患児の大部分を占める片頭痛を中心とした一次性頭痛患児の診療は，そこからが真のスタートである．耳鼻咽喉科関連の共存症・合併症も多く，我々小児科の外来においても，き

ちんと治療・定期的観察を受けている片頭痛患児は非常に少ない現状である．耳鼻咽喉科先生皆様の小児頭痛診療への参画を是非お願いしたいと思う．本稿が皆様の日常診療に何らかの参考になれば幸いである．

参考文献

1) 日本神経学会・日本頭痛学会(監)，慢性頭痛の診療ガイドライン作成委員会(編)：慢性頭痛の診療ガイドライン 2013. 医学書院, 2013.
   Summary 片頭痛，緊張型頭痛など一次性頭痛を中心とした診療ガイドライン．2021 年 11 月，頭痛の診療ガイドライン 2021 が新たに発刊された(医学書院).
2) 国際頭痛分類第 3 版：日本頭痛学会国際頭痛分類委員会訳，医学書院, 2018.
   Summary ICHD-3 の日本語訳で国際的な頭痛の分類・診断のスタンダード.
3) 坂井文彦(監)：頭痛体操．日本頭痛学会ホームページ.
4) 坂井文彦(監)：頭痛ダイアリー．日本頭痛学会ホームページ.
5) 荒木 清：小児片頭痛患児における季節性アレルギー性鼻炎の共存率とその管理の重要性．日頭痛会誌, **36**：94, 2009.

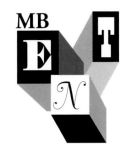

◆特集・頭痛を診る─耳鼻いんこう科外来での pitfall─

頭痛をきたす感染症

海老澤　馨[*1]　岩田健太郎[*2]

Abstract　頭痛をきたす感染症は多岐にわたるが，大きく分けると頭蓋内の感染症，頭頸部の感染症，全身感染症の 3 つに分類される．中でも細菌性髄膜炎は内科医療における緊急事態であり，どの科にいたとしても鑑別に挙げて初期対応を行うことは重要である．また，耳鼻咽喉科領域の感染症は直接頭痛の原因となる他，感染の進展により頭蓋内感染症の原因となることも多く，症状が増悪した際に緊急の対応が必要な感染症を想起することが必要となる場合がある．一方で，耐性菌の問題や抗菌薬適正使用の観点から，適切な種類，適切な量の抗菌薬を適切な期間使う（時には抗菌薬を使わない）といった判断も求められている．本稿では代表的な頭痛をきたす感染症として髄膜炎，脳膿瘍を概説し，後半では代表的な耳鼻咽喉科領域の感染症と見逃してはならない合併症について述べる．

Key words　頭痛(headache)，感染症(infectious disease)，髄膜炎(meningitis)，脳膿瘍(brain abscess)，頭蓋内化膿性血栓性静脈炎(septic dural sinus thrombosis)，副鼻腔炎(rhinosinusitis)

はじめに

　頭痛をきたす感染症は多岐にわたるが，感染巣毎に分類すると，頭蓋内感染症，頭頸部感染症，全身感染症に分類することができる（表1）．ここでは緊急の対応が必要となる細菌性髄膜炎や脳膿瘍，耳鼻咽喉科領域で重要な副鼻腔炎を中心に，各疾患の診療のポイントについて概説する．

頭蓋内感染症

1．髄膜炎

　頭痛をきたす感染症のうちもっとも重要なのが髄膜炎である．髄膜炎は原因から細菌性，ウイルス性，真菌性，結核性に分けられるが，中でも細菌性髄膜炎は死亡率が20%前後と高く，医療現場における緊急事態である．細菌性髄膜炎を疑った場合には可能な限り早く（疑ってから30分以内！）に適切な抗菌薬の投与が必要である．

1）臨床症状・診断

　髄膜炎を疑う身体所見には，項部硬直，Kernig 徴候，Brudzinski 徴候，jolt-accentuation of headache（JAH）などがある．それぞれの所見の有用性，感度・特異度については様々な意見があるが，大切なのは一つの所見が陰性であっても髄膜炎の否定は難しいということである（表2）[1)]．髄液所見が正常であることを確認するまで可能性を否定してはならない．

　診察上で細菌性髄膜炎を疑ったら，抗菌薬をオーダーしつつ血液培養と髄液培養検体の採取を試みる．急性経過の頭痛を伴う発熱で，意識障害や項部硬直，Kernig 徴候，Brudzinski 徴候がみられる場合や循環動態が不安定で他の感染症の可能性が低い場合には治療を優先し，その後，頭部画像検査や腰椎穿刺を行う．

　腰椎穿刺自体は，間に大血管や重要臓器がないため比較的安全な手技ではあるが，脳ヘルニアや

*1 Ebisawa Kei, 〒 650-0017 兵庫県神戸市中央区楠町 7-5-2　神戸大学大学院医学研究科・微生物感染症学講座感染治療学分野／同大学医学部附属病院感染制御部，副部長（兼任）
*2 Iwata Kentaro, 同大学大学院医学研究科・微生物感染症学講座感染治療学分野，教授

表 1. 頭痛をきたす感染症

分類	頭蓋内感染症	頭頸部感染症	全身感染症
疾患	・髄膜炎 ・脳炎 ・脳膿瘍 ・硬膜外膿瘍, 硬膜下膿瘍 ・頭蓋内化膿性血栓性静脈炎	・副鼻腔炎 ・中耳炎 ・外耳道炎(通常の外耳道炎, 悪性外耳道炎)	・細菌感染症 ・ウイルス感染症 ・HIV/AIDS ・その他

表 2. 髄膜炎の身体所見と感度・特異度

所見	感度(%) [99% CI]	特異度(%) [99% CI]	陽性尤度比 (LR＋)	陰性尤度比 (LR－)
項部硬直	46.1% [40.5～51.7]	71.3% [67.6～74.9]	1.60	0.76
JAH	52.4% [46.2～58.6]	71.1% [66.7～75.5]	1.81	0.67
Kernig 徴候	22.9% [17.9～28.0]	91.2% [88.8～93.6]	2.61	0.84
Brudzinski 徴候	27.5% [21.5～33.4]	88.8% [85.8～91.7]	2.44	0.82

CI：confidence interval, LR＋：positive likelihood ratio, LR－：negative likelihood ratio

（文献 1 より）

表 3. 腰椎穿刺における禁忌

相対禁忌	絶対禁忌
・血小板数 2～4 万/μL ・抗血小板療法※ ・頭蓋内圧の亢進が疑われ, 脳ヘルニアのリスクがある場合 ・脊椎硬膜外膿瘍が疑われる場合	・血小板数＜2 万/μL ・非交通性閉塞性水頭症 ・補正されていない出血素因 ・抗凝固療法※ ・穿刺部位より高位の脊髄狭窄, 脊髄圧迫 ・穿刺部位の皮膚感染症 ・脊髄もしくは脳の奇形

※腰椎穿刺における抗血小板薬, 抗凝固薬の中止期間については以下の通りだが, 各施設での基準も確認すること.
・ワルファリン：3～7 日間, もしくは PT-INR＜1.4
・DOAC：48 時間
・未分画ヘパリン：4 時間
・低分子ヘパリン：24 時間
・アスピリン：中止の必要なし
・クロピドグレル：7 日間
・チクロピジン：10 日間
・プラスグレル：10 日間
・チカグレロル：5 日間

（文献 2 より）

出血, 二次感染のリスクがある. 腰椎穿刺における禁忌を表に示す(表3)[2]. これらの禁忌に該当する場合は脳神経外科や神経内科にコンサルトのうえで手技を行うか, 髄液採取はせずに治療を行う.

腰椎穿刺前の頭部画像検査は必須ではない. 一方で, 意識変容, 巣症状, 乳頭浮腫, 過去1週間以内の痙攣の既往, 細胞性免疫不全, 年齢＞60歳のいずれかがある場合は, 腰椎穿刺前に頭部画像検査を考慮する[3)～5)]. CT検査へのアクセスが比較的容易な本邦においては脳ヘルニアのリスク評価に有用であるが, そのために治療を遅らせるべきではない.

髄膜炎の各病態と髄液所見について表にまとめる(表4). ただし, これらの所見はオーバーラップが多いことに注意する. 髄液の見た目が膿性であったり髄液糖が著明に低下したりといった所見

表 4. 髄膜炎の原因とその髄液所見の特徴

	正常	細菌性	ウイルス性	結核性	真菌性
初圧(cm CSF)	12〜20	上昇	正常〜軽度上昇	上昇	上昇
見た目	無色透明	膿性, 混濁			
髄液中白血球数 (個/μL)[a]	<5	>100/μL	5〜1000/μL	5〜100/μL	5〜100/μL
優位細胞	なし	好中球[b]	リンパ球[c]	リンパ球[d]	リンパ球
髄液中蛋白	正常範囲	上昇	軽度上昇	著明に上昇	上昇
髄液/血液 糖比	>0.66	著明に低下	正常〜軽度低下	著明に低下	低下
髄液中糖	2.6〜4.5 mmol (47〜81 mg/dL)	著明に低下	正常〜軽度低下	著明に低下	低下

a：血液混入時は以下のいずれかの式で白血球数を補正する
・髄液中 WBC−髄液中 RBC/700
・髄液中 WBC−(髄液 RBC×血中 WBC÷血中 RBC)
b：抗菌薬投与後や特定の細菌(例：*Listeria monocytogenes*)ではリンパ球優位になることがある
c：エンテロウイルス髄膜炎の場合，好中球優位になることがある
d：発症初期には好中球優位になることがある

表 5. 細菌性髄膜炎における起炎菌と抗菌薬選択

	対象	推定される起炎菌	薬剤選択
市中感染症	2〜50 歳	*Streptococcus pneumoniae* *Neisseria meningitidis*	・VCM＋第三世代セフェム(CTRX or CTX)
	>50 歳	*Streptococcus pneumoniae* *Neisseria meningitidis* *Listeria monocytogenes* 好気性グラム陰性桿菌	・VCM＋ABPC＋第三世代セフェム(CTRX or CTX)
	免疫抑制者 妊婦 担癌患者 アルコール依存症 肝硬変	*Streptococcus pneumoniae* *Neisseria meningitidis* *Listeria monocytogenes* *Staphylococcus aureus* *Salmonella* spp. 好気性グラム陰性桿菌(緑膿菌を含む)	・VCM＋ABPC＋CFPM or MEPM
院内感染	頭蓋底骨折	*Streptococcus pneumoniae* *Haemophilus influenzae* A 群 β 溶血性レンサ球菌	・VCM＋第三世代セフェム(CTRX or CTX)
	頭部外傷 脳外科手術の術後	*Staphylococcus aureus* コアグラーゼ陰性ブドウ球菌(CNS) 好気性グラム陰性桿菌(緑膿菌を含む)	・VCM＋(CAZ, or CFPM, or MEPM)

VCM(バンコマイシン)：15〜20 mg/kg を 8〜12 時間毎に投与．トラフ値 15〜20 μg/mL を目標に設定する.
CTRX(セフトリアキソン)：1 回 2 g, 1 日 2 回(12 時間毎，4 g/日)
CTX(セフォタキシム)：1 回 2 g, 1 日 4 回(6 時間毎，8 g/日)
ABPC(アンピシリン)：1 回 2 g, 1 日 6 回(4 時間毎，12 g/日)
CFPM(セフェピム)：1 回 2 g, 1 日 3 回(8 時間毎，6 g/日)
MEPM(メロペネム)：1 回 2 g, 1 日 3 回(8 時間毎，6 g/日)

(文献 6 より)

は，細菌性髄膜炎を強く示唆する.

2）治　療

　細菌性髄膜炎を疑った場合の抗菌薬選択について表にまとめる(表5)[6]．直近の副鼻腔炎や中耳炎の罹患歴があれば肺炎球菌を起炎菌として考える．抗菌薬の投与量が一般感染症の治療時と比べて高用量となること，市中発症と術後などの院内発症では起炎菌が大きく異なるため抗菌薬の選択

表 6. 脳膿瘍における素因と想定される起炎菌

素因	主な起炎菌
免疫抑制状態	
HIV 感染症	*Toxoplasma gondii*, *Nocardia* spp., *Mycobacterium* spp., *Listeria monocytogenes*, *Cryptococcus neoformans*
好中球減少症	好気性グラム陰性桿菌, *Aspergillus* spp., Mucorales, *Candida* spp., *Scedosporium* spp.
移植後	*Aspergillus* spp., Mucorales, *Candida* spp, *Scedosporium* spp., Enterobacteriaceae, *Nocardia* spp., *T. gondii*, *Mycobacterium tuberculosis*
細菌の直接波及	
貫通性頭蓋外傷・脳外科術後	*Staphylococcus aureus*, *S. epidermidis*, Streptococcus species (anaerobic and aerobic), Enterobacteriaceae, Clostridium species
中耳炎，乳突蜂巣炎	Streptococcus species (anaerobic and aerobic), *Bacteroides* spp. and *Prevotella* spp., Enterobacteriaceae
副鼻腔炎	Streptococcus species (anaerobic and aerobic), *Bacteroides* spp., Enterobacteriaceae, *S. aureus*, *Haemophilus* spp.
細菌の血行性波及	
肺化膿症，膿胸，気管支拡張症	*Fusobacterium* spp., *Actinomyces* spp., *Bacteroides* spp., *Prevotella* spp., *Nocardia* spp., Streptococcus species
細菌性心内膜炎	*S. aureus*, Streptococcus species
先天性心疾患	Streptococcus species and *Haemophilus* spp.
歯科領域の化膿	*Fusobacterium* spp., *Prevotella* spp., *Actinomyces* spp., *Bacteroides* spp., および Streptococcus species (anaerobic and aerobic) の混合感染

(文献 9 より)

が異なることには注意が必要である．また，各施設のアンチバイオグラムに加えて本邦においては厚生労働省院内感染対策サーベイランス事業 (JANIS：https://janis.mhlw.go.jp/index.asp) のデータベースから大まかな感受性の傾向を知ることができる．例として，2019 年の本邦における肺炎球菌のメロペネムに対する感受性率（髄液検体）は 90.9% であり第三世代セフェム系の 96.5% に比べて劣る．起炎菌が同定され，感受性が判明したら抗菌薬の de-escalation を行い最適治療へ切り替える．治療期間は通常 1〜3 週間で，起炎菌によって推奨が変わるため成書を参照いただきたい．

細菌性髄膜炎の治療にはステロイドを併用することがある．細菌性髄膜炎に対するステロイド投与については，肺炎球菌性髄膜炎における死亡率や神経学的後遺症の発症率の改善[7]の他，小児のインフルエンザ桿菌 b 型による髄膜炎では神経学的合併症としての難聴のリスクを下げる[8]ことが示されている．ステロイドの投与は抗菌薬投与の直前もしくは同時に行うべきであり，抗菌薬投与が先行されている場合は投与しない．細菌性髄膜炎が強く疑われる場合は検査結果を待たずに投与を開始し（処方例：デキサメタゾン 1 回 0.15 mg/kg　6 時間毎　4 日間），治療中に起炎菌が肺炎球

菌もしくはインフルエンザ桿菌 b 型以外の菌種であることが判明したらその時点で投与を終了する．

2．脳膿瘍

脳膿瘍は副鼻腔，中耳，乳様突起，頭部外傷といった脳周囲からの直接の感染である場合と，肺や心臓といった遠隔臓器から二次的に血行性に感染が波及する場合とがあり，それぞれ起炎菌が異なる（表 6）．画像検査が発達した現代において，脳膿瘍の診断自体は容易になったが，問題は脳膿瘍がどこに起因するものなのかという点である．副鼻腔炎，中耳炎から直接波及した場合，起炎菌としては好気性／嫌気性のレンサ球菌や *Bacteroides* spp. などが検出される．また，免疫不全患者では特殊な細菌（*Nocardia* spp., *Mycobacteria* spp., *Listeria* spp. など）や真菌（*Aspergillus* spp., *Cryptococcus* spp., *Mucor*, *Scedosporium apiospermum*），原虫（*Toxoplasma gondii*）が原因となることがある．

1）臨床症状・診断

髄膜炎と同様に頭痛，発熱，嘔気・嘔吐などがみられるが，頻度は報告によって差があり，昏睡や痙攣といった重篤な症状をきたすものからほとんど無症状の場合もある．

脳膿瘍の診断には造影 CT や MRI が有用であ

58

表 7. 脳膿瘍に対する抗菌薬治療

	治療薬
経験的治療（empiric treatment）	
免疫正常	CTX or CTRX＋MTNZ
	代替薬：MEPM
	（起炎菌が *S. aureus* である可能性がある場合，菌種同定と感受性結果が判明するまで VCM を追加する）
移植レシピエント	CTX or CTRX＋MTNZ，VRCZ，ST or スルファジアジン
HIV 感染症患者	CTX or CTRX＋MTNZ
	ピリメタミン＋スルファジアジン
	結核の可能性をカバーする場合は INH＋RFP＋PZA＋EB を考慮する
原因微生物ごとの治療	
細菌	
Actinomyces spp.	PCG
Bacteroides fragilis	MTNZ
Enterobacteriaceae	CTX or CTRX
Fusobacterium spp.	MTNZ
Haemophilus spp.	CTX or CTRX
Listeria monocytogenes	AMPC or PCG
Mycobacterium tuberculosis	INH＋RFP＋PZA＋EB
Nocardia spp.	ST or スルファジアジン
Prevotella melaninogenica	MTNZ
Pseudomonas aeruginosa	CAZ or CFPM
S. aureus	
メチシリン感受性	ナフシリン※，オキサシリン※
メチシリン耐性	VCM
Streptococcus anginosus group，その他のレンサ球菌	PCG
真菌	
Aspergillus spp.	VRCZ
Candida spp.	アムホテリシン B
Cryptococcus neoformans	アムホテリシン B
Mucorales	アムホテリシン B
Scedosporium apiospermum	VRCZ
原虫	
Toxoplasma gondii	ピリメタミン or スルファジアジン

CTX：セフォタキシム，CTRX：セフトリアキソン，MTNZ：メトロニダゾール，MEPM：メロペネム，VCM：バンコマイシン，VRCZ：ボリコナゾール，ST：スルファメトキサゾール・トリメトプリム，INH：イソニアジド，RFP：リファンピシン，PZA：ピラジナミド，EB：エタンブトール，PCG：ペニシリン G，AMPC：アンピシリン，CAZ：セフタジジム，CFPM：セフェピム
※本邦では未承認

（文献9より）

る．特に，MRI の拡散強調画像（diffusion-weighted imaging：DWI）では感度・特異度 96％で脳膿瘍と悪性腫瘍の鑑別が可能とする報告もある（陽性尤度比 98％，陰性尤度比 92％）．脳ヘルニアの危険があるため，脳膿瘍では腰椎穿刺は避ける．

脳膿瘍の起炎菌は原因となった感染巣によって変わるため，頭頸部を中心とした直接の感染巣および血流感染の原因となる感染巣を探すため全身の診察が必要である．血流感染に関しては感染性心内膜炎の合併症による脳膿瘍が重要であり，脳膿瘍を診断した場合は感染性心内膜炎の可能性を常に念頭に置く必要がある（逆に感染性心内膜炎を診断した場合は常に脳膿瘍の合併がないかを考える）．

2）治　療

細菌性の脳膿瘍の場合，外科的治療の適応となることが多い．特に，意識状態の悪化など，急激な変化を示すときには緊急手術も考慮する．

脳膿瘍の原因となる病態と推定される起炎菌と治療のために選択する抗菌薬を表に示す（表7）[9]．

治療期間は一般的に 6〜8 週間と長期にわたるため，可能な限り検体採取による起炎菌の同定を行うことが重要である．治療は原則静注抗菌薬で行うが，途中で内服薬へスイッチしても予後には影響なかったという報告もある[10]．

3．頭蓋内硬膜外膿瘍，頭蓋内硬膜下膿瘍

外傷や手術，近傍の感染巣(副鼻腔，中耳など)からの波及が原因となる．原因菌はレンサ球菌，ブドウ球菌，嫌気性菌などで複数菌感染も多い．硬膜下膿瘍では好気性グラム陰性桿菌も原因となる．

1）臨床症状・診断

発熱，頭痛，意識障害などの中枢神経症状をきたす．診断は主に CT および MRI といった画像検査で行う．

2）治 療

外科的ドレナージと内科的な抗菌薬投与を行う．抗菌薬選択は原発感染巣から想定される菌をカバーするように開始する．ドレナージの際に検体のグラム染色などを参考に抗菌薬を決定する．

4．頭蓋内化膿性血栓性静脈炎

静脈内の血栓形成から始まるものと中耳，乳様突起，副鼻腔，顔面などの感染巣から直接波及するものとがある．それぞれ感染巣によって侵される静脈が異なるが，一般的に副鼻腔からの進展であれば海綿静脈洞(cavernous sinus)，中耳からの進展では横静脈洞(lateral sinus)，頭頂部からの進展では上矢状静脈洞(superior sagittal sinus)が障害される．

1）臨床症状・診断

多くの場合痛み止めの効かない激しい頭痛を訴えるが，65 歳以上の高齢者では頭痛の頻度は低く，認知機能障害などで発症することもある[11]．頭痛は通常片側性で眼窩後部から前頭部にかけて出現する．その他，障害される静脈洞の種類によって様々な症状が出現する．海綿静脈洞が障害されると内部を通過する脳神経(III〜VI)や頸動脈が障害される．眼瞼の腫脹(73%)，複視，落涙，羞明，眼瞼下垂，結膜浮腫，外眼筋筋力低下に加えて視神経乳頭浮腫，髄膜刺激徴候が出現することがある．横静脈洞では頭痛，羞明に加えて耳痛，めまい，嘔吐などがみられる．また，Griensinger 徴候と呼ばれる乳様突起付近の発赤，腫脹，圧痛が半数程度でみられる[12]．上矢状静脈洞が障害されると意識状態の悪化や運動障害，頂部硬直，視神経乳頭浮腫がみられる．診断は造影 MRI，MRV(venography)や造影 CT，CTV で行う．血液培養が陽性になる確率は高く，抗菌薬投与前に必ず血液培養を採取する．また，脳膿瘍が除外できたら腰椎穿刺を行い髄液培養も提出する．

2）治 療

原因微生物としては黄色ブドウ球菌が最多(60〜70%)で，その他レンサ球菌，嫌気性菌が関与する[13]．抗菌薬はこれらの細菌を想定して初期にはセフトリアキソン(1 回 2 g，12 時間毎)もしくはセフェピム(1 回 2 g，8 時間毎)に加えてメトロニダゾール(1 回 500 mg，8 時間毎)を投与する．

起炎菌として緑膿菌を想定する場合(慢性中耳炎で過去に緑膿菌の定着が判明している場合など)は，セフェピムやカルバペネム(メロペネム 1 回 2 g，8 時間毎)などの抗緑膿菌作用のある抗菌薬を投与する．MRSA が起炎菌となることは稀だが，MRSA が定着していることが判明していて重症の場合，エンピリックにバンコマイシンの投与を考慮してよい．治療期間は通常 3〜4 週間とされている．抗菌薬治療に反応しない場合は外科的ドレナージを考慮する．

頭頸部感染症

1．副鼻腔炎

副鼻腔は左右の上顎洞，篩骨洞，蝶形骨洞，前頭洞からなる．急性副鼻腔炎の原因は主にウイルス感染である．細菌性副鼻腔炎の場合，起炎菌は主に肺炎球菌(*Streptococcus pneumoniae*)，インフルエンザ桿菌(*Haemophilus influenzae*)，モラキセラ(*Moraxella catarrhalis*)である．

1）臨床症状・診断

副鼻腔炎の診断は病歴と診察，場合によって画

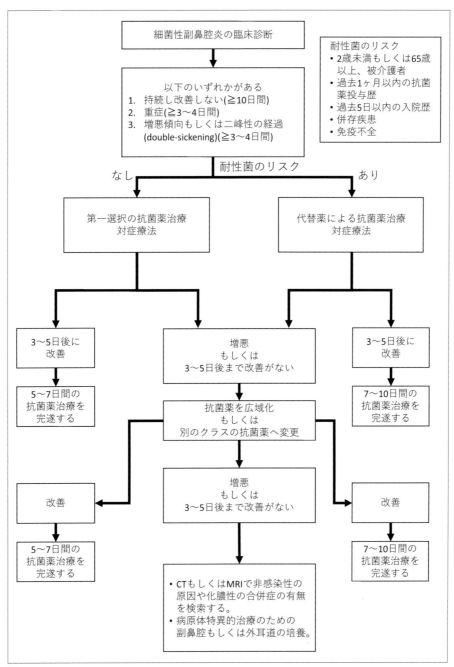

図 1. 急性副鼻腔炎の治療アルゴリズム
（文献 14 より）

像検査を追加して行う．主症状として顔面痛，鼻閉，鼻汁／後鼻漏，嗅覚障害，膿性鼻汁があり，副症状として頭痛，口臭，歯痛，倦怠感，咳，耳痛／耳閉感がある．

2）治　療

ウイルス性であっても細菌性であっても，多くの場合は対症療法で軽快するため，抗菌薬を使用する場面は限られている．以前は細菌性なら抗菌薬治療といった考え方があったが，現在は病原微生物に関係なく患者の不利益を上回る利益がある場合に抗菌薬を投与するというのが原則である．具体的には，症状が強い場合（副鼻腔症状に加えて 39℃ 以上の発熱をきたす場合）や増悪している場合，10 日以上局所の不快感や圧痛といった症状が続く場合（10days rule）に抗菌薬の投与を考慮する[14]．抗菌薬治療開始後，3〜5 日経過しても改

表 8. 急性副鼻腔炎における抗菌薬選択(成人)

	第一選択	代替薬
初期治療	AMPC/CVA 内服　1 回 500 mg/125 mg※, 1 日 3 回 もしくは 1 回 875 mg/125 mg, 1 日 2 回	AMPC/CVA 内服　1 回 2000 mg/125 mg, 1 日 2 回 DOXY 内服　1 回 100 mg, 1 日 2 回
β ラクタムアレルギー		DOXY 内服　1 回 100 mg, 1 日 2 回 LVFX 内服　1 回　500 mg, 1 日 1 回 MFLX 内服　1 回 400 mg, 1 日 1 回
耐性菌のリスクが高い/ 初期治療が無効		AMPC/CVA 内服　1 回 2000 mg/125 mg, 1 日 2 回 LVFX 内服　1 回 500 mg, 1 日 1 回 MFLX 内服　1 回 400 mg, 1 日 1 回
重症で入院が必要		ABPC/SBT 静注　1 回 3 g, 6 時間毎 LVFX 内服 or 静注　1 回 500 mg, 1 日 1 回 MFLX 内服　1 回 400 mg, 1 日 1 回 CTRX 静注　1 回 2 g, 24 時間毎 もしくは 1 回 1 g, 12 時間毎 CTX 静注　1 回 2 g, 6 時間毎

AMPC/CVA：アモキシシリン/クラブラン酸, DOXY：ドキシサイクリン, LVFX：レボフロキサシン, MFLX：モキシフロキサシン, ABPC/SBT：アンピシリン/スルバクタム, CTRX：セフトリアキソン, CTX：セフォタキシム
※：本邦においては配合比が異なるため注意. アモキシシリンの量が少なくなるため追加で処方する(例：オーグメンチン 250RS®) (AMPC 250 mg/CVA 125 mg)＋サワシリン® 250 mg(AMPC 250 mg))

(文献 14)

善しない場合は別の感染巣があるか投与している抗菌薬に耐性の細菌が原因である可能性を考える(図 1).

　第一選択薬は, 以前はアモキシシリンであったが現在はアモキシシリン／クラブラン酸となっている(表 8). これは小児の肺炎球菌ワクチン普及に伴い肺炎球菌が原因となる頻度が相対的に減少し, インフルエンザ桿菌やモラキセラの割合が増えたことに起因する[14]. アモキシシリン／クラブラン酸を処方する場合, 本邦では欧米と配合比が異なるため注意が必要である. 成人ではクラブラン酸の配合量を考慮し, アモキシシリンを追加で処方する必要がある. 治療期間は 5〜7 日間もしくは 7〜10 日間である.

　抗菌薬選択として経口第三世代セフェム系抗菌薬を推奨するものもあるが, これらは腸管での吸収率が悪く, 効果を示すエビデンスも乏しいことから推奨されない.

3）合併症

　解剖学的に耳鼻咽喉科領域は頭蓋内に近く, また, 副鼻腔領域の近くには血管, リンパ管, 脳神経が走行しているため, 感染が波及して重度の障害をきたすことがある. 急性副鼻腔炎が眼窩に進展すると重症度に応じた治療(Group Ⅰ/Ⅱ：炎症性浮腫／眼窩蜂窩織炎は保存的加療, Group Ⅲ/Ⅳ：眼窩骨膜下膿瘍／眼窩内膿瘍は外科的ドレナージ, Group Ⅴ：海綿静脈洞血栓症は抗凝固薬も追加)が必要になる[15].

　また, 前頭洞の副鼻腔炎では慢性副鼻腔炎, 前額部皮下膿瘍, 前頭骨骨髄炎, 硬膜外膿瘍をきたす Pott's puffy tumor と呼ばれる病態を示すことがある[16].

2. 浸潤型真菌症

　耳鼻咽喉科領域で問題になる深在性真菌症が浸潤型真菌症である. 原因真菌の多くはアスペルギルスで, その他 Mucol, Candida が原因となることもある.

1）臨床症状・診断

　ステロイド使用者やコントロール不良の糖尿病, 抗がん剤などで免疫能の低下している患者で起きやすい. 初期症状は発熱, 咳嗽, 頭痛など非特異的だが, 進展すると視力障害, 動眼神経麻痺, 顔面の知覚障害などをきたす. 診断は CT, MRI といった画像検査で行うが, 周囲の血管への浸潤の評価のため造影で行うことが望ましい.

2）治　療

緊急の外科的ドレナージおよび点滴による抗真菌薬の投与が必要である．病原微生物の同定のために検体採取が必要となるため，保存的に経過をみてはならない．

3．中耳炎

急性中耳炎の多くは5歳以下でみられ，25歳以上における発症率は1.5～2.3％と非常に低い[17]．成人で中耳炎を診断した場合，解剖学的な問題（腫瘍や肉芽腫など）が原因となっていないか注意が必要である．原因微生物は年齢に依存する．新生児では大腸菌や黄色ブドウ球菌が，乳幼児以降は肺炎球菌，インフルエンザ桿菌，レンサ球菌などが原因となり，成人では肺炎球菌，インフルエンザ桿菌に加えてモラキセラが原因となることが多い．一定数はウイルス性（RSウイルス，インフルエンザ，エンテロウイルス，コロナウイルス，ライノウイルスの頻度が高い）だが，臨床的には細菌性として治療されることが多い．稀な起炎菌として *Mycoplasma pneumoniae* や *Chlamydia trachomatis* の報告もある[18]．

1）臨床症状・診断

耳痛，耳漏（鼓膜穿孔），難聴，発熱がみられる．小児では嘔吐，下痢といった消化器症状も伴うこともある．外耳道炎と異なり耳介を牽引しても痛みは誘発されない（ただし，炎症が外耳道まで波及している場合はこの限りではない）．鼓膜の発赤，膨隆，時に水疱形成がみられる．

2）治　療

軽症であれば3日間程度抗菌薬投与は行わずに経過をみる．副鼻腔炎の治療と同様，治療による利益が不利益を上回ると考えられる場合に抗菌薬投与を行う[19]．抗菌薬の第一選択はアモキシシリンおよびアモキシシリン／クラブラン酸である．治療期間は小児の場合は5～7日間，成人では7～10日間だが，3～4日目に病態の推移を観察する．小児の急性中耳炎については既に日本語のガイドラインが作成されており，Web上で公開されている（https://www.otology.gr.jp/common/pdf/guideline_otitis2018.pdf）．

4．（通常の）外耳道炎

比較的簡単に治療可能な通常の外耳道炎と，治療が難しく予後も悪い悪性外耳道炎がある．通常の外耳道炎は耳掃除などの物理的外傷から発症する．起炎菌はブドウ球菌や嫌気性菌といった外耳道に常在する細菌であり，抗菌薬投与前に必ず培養検体を採取する．

1）臨床症状・診断

通常の外耳道炎では外耳道の局所の膿疱形成，腫脹，発赤などの所見がみられる．時に鼓膜が確認できないこともある．痛みの訴えは強く，耳介を牽引することで痛みが増強する．

2）治　療

通常の外耳道炎に対する治療は，耳垢の除去と洗浄，抗菌薬の局所投与で十分であるが，自発痛が強く炎症が強い場合は抗菌薬の内服で加療することもある．

5．悪性外耳道炎

悪性外耳道炎は糖尿病患者や免疫抑制者，高齢者でみられる．悪性外耳道炎をきたした成人の90％以上で何らかの耐糖能異常が指摘されている[20]．小児の報告は少なく，多くの場合，悪性腫瘍や栄養不良など，免疫抑制が背景に存在する．緑膿菌が起炎菌として圧倒的に多い．

1）臨床症状・診断

悪性外耳道炎では通常の外耳道炎の症状に加えて外耳道への膿汁の排出がみられ，進行例では乳様突起まで至る圧痛や外耳道の肉芽腫形成，外耳道周囲の骨組織の骨髄炎（頭蓋底や顎関節骨髄炎），炎症の波及に伴う顔面神経（Ⅶ）や舌咽神経（Ⅸ），副神経（Ⅹ），舌下神経（Ⅻ）の障害をきたす[21]．これらの所見があれば，炎症の範囲の確認のためCTもしくはMRIによる画像評価も行う．多くの場合，症状が進行するまで診断されず，有効な治療介入が遅れてしまう．ある報告では耳鼻咽喉科医に診察を依頼した悪性外耳道炎の68％が慢性中耳炎などの別の診断となっていた[22]．保存的治療で改善しない中耳炎や外耳道炎で背景に

リスク因子がある場合や側頭骨に炎症が波及している場合は本疾患を鑑別に入れなければならない.

2) 治療

悪性外耳道炎では病変の切除と6～8週間の抗緑膿菌作用のある抗菌薬の全身投与が必要となる. 治療が長期になるため必ず抗菌薬投与前に培養検体を採取し起炎菌の同定と感受性結果の確認を行う. 第一選択はシプロフロキサシン(1回400 mg, 8時間毎, 静注)であるが, 緑膿菌のキノロン耐性率の高い地域では感受性が判明するまで抗緑膿菌作用のあるβラクタム系抗菌薬の併用も考慮する(例:セフタジジム1回2g, 8時間毎, 静注).

全身感染症(systemic infection)

細菌性, ウイルス性, その他の多くの全身感染症の随伴症状として頭痛がみられることはしばしば経験する. 特に, 非定型肺炎や急性腎盂腎炎, インフルエンザなどのウイルス感染症, カンピロバクターなどの感染性腸炎の初期では, 症状が頭痛と発熱のみのことがある.

おわりに

冒頭で述べたように頭痛をきたす感染症は多岐にわたる. 頭痛が主病態であるか, その原因が頭蓋内か頭蓋外かを考えながら診察を行うのが重要である. 緊急性の高い細菌性髄膜炎は見逃してはならず, 疑った場合には積極的に腰椎穿刺を検討し, 同時にできるだけ早く抗菌薬による治療を開始する. 逆に頭頸部感染症で軽症の場合は抗菌薬の投与を行わないことも選択肢であり, 抗菌薬適正使用と耐性菌の観点からもその適応は慎重に判断しなければならない. また, 解剖学的に近い距離にあるため, 頭頸部領域の感染症から重篤な中枢神経感染症をきたすこともある. 一つ診断をつけたことで安心せず, その合併症の有無を常に考える必要がある. これらのことを念頭に置き日々の診療にあたることが重要である.

文 献

1) Akaishi T, Kobayashi J, Abe M, et al：Sensitivity and specificity of meningeal signs in patients with meningitis. J Gen Fam Med, **20**：193-198, 2019.

2) Costerus JM, Brouwer MC, van de Beek D：Technological advances and changing indications for lumbar puncture in neurological disorders. Lancet Neurol, **17**：268-278, 2018.

3) Gopal AK, Whitehouse JD, Simel DL, et al：Cranial Computed Tomography Before Lumbar Puncture. Arch Intern Med, **159**：2681, 1999.

4) Hasbun R, Abrahams J, Jekel J, et al：Computed Tomography of the Head before Lumbar Puncture in Adults with Suspected Meningitis. N Engl J Med, **345**：1727-1733, 2001.

5) Joffe AR：Lumbar Puncture and Brain Herniation in Acute Bacterial Meningitis：A Review. J Intensive Care Med, **22**：194-207, 2007.

6) van de Beek D, Brouwer MC, Thwaites GE, et al：Advances in treatment of bacterial meningitis. Lancet, **380**：1693-1702, 2012.

7) de Gans J, van de Beek D：Dexamethasone in Adults with Bacterial Meningitis. N Engl J Med, **347**：1549-1556, 2002.

8) Tunkel AR, Hartman BJ, Kaplan SL, et al：Practice Guidelines for the Management of Bacterial Meningitis. Clin Infect Dis, **39**：1267-1284, 2004.
   Summary アメリカ感染症学会(IDSA)の細菌性髄膜炎の診断と治療に関するガイドライン. 症状から検査所見, 具体的な治療内容に至るまで詳細に記載されている.

9) Brouwer MC, Tunkel AR, McKhann GM, et al：Brain Abscess. N Engl J Med, **371**：447-456, 2014.
   Summary NEJM に掲載された脳膿瘍のレビュー. 感染経路, 起炎菌, 抗菌薬選択など広く網羅されている.

10) Asquier-Khati A, Deschanvres C, Boutoille D, et al：Switch from parenteral to oral antibiotics for brain abscesses：a retrospective cohort study of 109 patients. J Antimicrob Chemother, **75**：3062-3066, 2020.

11) Ferro JM, CanhãO PC, Bousser M-G, et al：Cerebral Vein and Dural Sinus Thrombosis in Elderly Patients. Stroke, **36**：1927-1932, 2005.

12) Viswanatha B, Thriveni CN, Naseeruddin K：
Nonseptic and Septic Lateral Sinus Thrombo-
sis： A Review. Indian J Otolaryngol Head
Neck Surg, **66**：10–15, 2014.

13) Southwick FS, Richardson EP Jr, Swartz MN：
Septic thrombosis of the dural venous sinuses.
Medicine(Baltimore), **65**：82–106, 1986.

14) Chow AW, Benninger MS, Brook I, et al：IDSA
Clinical Practice Guideline for Acute Bacterial
Rhinosinusitis in Children and Adults. Clin
Infect Dis, **54**：e72–e112, 2012.
Summary アメリカ感染症学会(IDSA)の急
性細菌性副鼻腔炎の診断と治療に関するガイド
ライン．まとまっており根拠となるデータも示
されている．非常に有用.

15) Chandler JR, Langenbrunner DJ, Stevens ER：
The pathogenesis of orbital complications in
acute sinusitis. Laryngoscope, **80**：1414–1428,
1970.

16) Kombogiorgas D, Solanki GA：The Pott puffy
tumor revisited：neurosurgical implications of
this unforgotten entity. J Neurosurg, **105**：
143–149, 2006.

17) Monasta L, Ronfani L, Marchetti F, et al：Bur-
den of Disease Caused by Otitis Media：Sys-
tematic Review and Global Estimates. PLoS
One, **7**：e36226, 2012.

18) Räty R, Kleemola M：Detection of Mycoplasma
pneumoniae by polymerase chain reaction in
middle ear fluids from infants with acute otitis
media. Pediatr Infect Dis J, **19**：666–668, 2000.

19) Lieberthal AS, Carroll AE, Chonmaitree T, et
al：The Diagnosis and Management of Acute
Otitis Media. Pediatrics, **131**：e964–e999, 2013.

20) Rubin Grandis J, Branstetter BFt, Yu VL：The
changing face of malignant(necrotising)exter-
nal otitis：clinical, radiological, and anatomic
correlations. Lancet Infect Dis, **4**：34–39, 2004.

21) Johnson MP, Ramphal R：Malignant External
Otitis：Report on Therapy with Ceftazidime
and Review of Therapy and Prognosis. Clin
Infect Dis, **12**：173–180, 1990.

22) Jacobsen LM, Antonelli PJ：Errors in the diag-
nosis and management of necrotizing otitis
externa. Otolaryngol Head Neck Surg, **143**：
506–509, 2010.

最新増大号

Monthly Book
エントーニ
ENT○NI
No.263

MB ENTONI No.263 2021年10月 増大号
160頁 定価5,280円（本体4,800円＋税）

エキスパートから学ぶ
最新の耳管診療

編集企画 仙塩利府病院耳科手術センター長 **小林俊光**

本邦では薬事承認を受けたバルーン耳管開大術、2020年に保険適用された
耳管ピン挿入術と今後の新規医療としての普及が期待される耳管診療につい
て、エキスパートにより解説！！

☆CONTENTS☆

←詳しくはこちらを check！

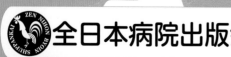
全日本病院出版会 〒113-0033 東京都文京区本郷 3-16-4 Tel：03-5689-5989
www.zenniti.com Fax：03-5689-8030

MB ENT, 268：67-73, 2022

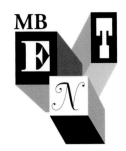

◆特集・頭痛を診る—耳鼻いんこう科外来での pitfall—

頭痛をきたす薬物

柴田　護*

Abstract　頭痛性疾患は国際頭痛分類第3版(International Classification for Headache Disorders, 3rd edition；ICHD-3)によって体系的に分類され，診断基準が設けられている．ICHD-3では，新規の頭痛が初発し，物質(薬剤)への曝露または離脱と時期的に一致する場合，その物質(薬剤)への曝露または離脱による二次性頭痛としてコード化する．片頭痛や緊張型頭痛の患者では，急性期治療薬の過剰な使用によって頭痛が悪化することがある．これは，薬剤の使用過多による頭痛(medication-overuse headache；MOH)と呼ばれる特異な現象であり，頭痛診療の場でしばしば問題になる．また，特殊な事例であるが，片頭痛患者に治療標的が既知の薬剤を投与して発作を誘発することで，片頭痛発生のメカニズムを探索するという研究も行われている(human provocation study)．本稿では，これらの点について解説する．

Key words　ニトログリセリン(nitroglycerin)，カルシトニン遺伝子関連ペプチド(calcitonin gene-related peptide；CGRP)，薬剤の使用過多による頭痛(medication-overuse headache)，トリプタン(triptan)，NSAIDs，pituitary adenylate cyclase-activating polypeptide(PACAP)

治療で用いた薬剤の有害事象による頭痛

1．一酸化窒素(nitric oxide；NO)供与体誘発頭痛

虚血性心疾患の治療薬として用いられるニトログリセリン(別名：glyceryl trinitrate)などが代表例である．すべての NO 供与体はこのサブタイプの頭痛を引き起こす．ICHD-3 の診断基準を表1に示す．ニトログリセリン($0.5\,\mu g/kg/$分，20分間)を片頭痛患者に投与すると，5.5時間後に前兆のない片頭痛の診断基準に合致した頭痛発作を80％の確率で誘発し，かつ通常片側性の発作をきたす患者では，同側に頭痛を誘発することが確認されている[1]．ニトログリセリンはほとんどの健常人に即時的頭痛を引き起こすが，片頭痛患者では遅発性の片頭痛発作をも引き起こす点が注目された．したがって，片頭痛患者では二相性の頭痛誘発パターンが得られる．さらに，慢性緊張型頭痛患者では緊張型頭痛の特徴をもつ遅延型頭痛が8時間後に誘発され[2]，群発頭痛患者は群発期でのみ遅延型頭痛が生じる(通常1〜2時間後)[3]．頭痛はニトログリセリンの治療目的で使用した場合の副作用であるが，連用すると1週間以内に耐性が生じる．

2．ホスホジエステラーゼ(PDE)阻害薬誘発頭痛

ホスホジエステラーゼ(phosphodiesterase；PDE)は cGMP(cyclic guanosine monophosphate)と cAMP(cyclic adenosine monophosphate)を分解する酵素である．抗血小板薬であるシロスタゾールは PDE-3 を選択的に阻害し，細胞内cAMPを上昇させる．冠拡張薬であるジピリダモールと勃起不全改善薬シルデナフィルは PDE-5 阻害薬で細胞内 cGMP を増加させる．通常は緊張型頭痛様の頭痛が引き起こされる．しかし，片頭痛患者に 200 mg のシロスタゾールを投

* Shibata Mamoru, 〒272-8513 千葉県市川市菅野 5-11-13　東京歯科大学市川総合病院神経内科，部長・教授

表 1. 8.1.1「一酸化窒素供与体誘発頭痛」ICHD-3 診断基準

> 8.1.1.1「即時型一酸化窒素供与体誘発頭痛」診断基準
> A．C を満たすすべての頭痛
> B．一酸化窒素供与体が吸収されている
> C．原因となる証拠として，以下のすべてが示されている
> 　① 一酸化窒素供与体吸収後 1 時間以内に頭痛が発現する
> 　② 一酸化窒素放出終了後 1 時間以内に頭痛が消失する
> 　③ 以下の 4 つの特徴の少なくとも 1 項目以上を満たす
> 　　a）両側性
> 　　b）強さは軽度〜中等度
> 　　c）拍動性
> 　　d）身体的活動により増悪
> D．ほかに最適な ICHD-3 の診断がない診断基準
>
> 8.1.1.2「遅発型一酸化窒素供与体誘発頭痛」診断基準
> A．頭痛は，一次性頭痛患者に起こり，その頭痛タイプの特徴をもち，C を満たす
> B．一酸化窒素供与体の吸収
> C．原因となる証拠として，以下の両方が示されている
> 　① 一酸化窒素供与体曝露後 2〜12 時間以内で，血液から一酸化窒素が消失後に頭痛が発現した
> 　② 曝露後，72 時間以内に頭痛が消失する
> D．ほかに最適な ICHD-3 の診断がない

表 2. 8.1.2「ホスホジエステラーゼ（PDE）阻害薬誘発頭痛）」
ICHD-3 診断基準

> A．C を満たすすべての頭痛
> B．ホスホジエステラーゼ（PDE）阻害薬の服用
> C．原因となる証拠として，以下のすべてが示されている
> 　① PDE 阻害薬摂取後 5 時間以内に頭痛発現
> 　② 発現後 72 時間以内に消失
> 　③ 頭痛は以下の 4 つのうち少なくとも 1 つの特徴をもつ
> 　　a）両側性
> 　　b）強さは軽度〜中等度
> 　　c）拍動性
> 　　d）身体的活動により増悪
> D．ほかに最適な ICHD-3 の診断がない

与した研究では，86％の確率で遅発性の片頭痛様発作が引き起こされた（中間値で投与後 6 時間[3〜11 時間]）．プラセボ投与では 14％で片頭痛様発作が誘発された．頭痛は，患者が通常経験する発作と同様の症状を示した[4]．なお，前兆のある片頭痛患者にシロスタゾールを投与した研究では，88％の患者で頭痛発作は誘発されたが，前兆の誘発は認められなかった[5]．なお，片頭痛患者においてシロスタゾールで誘発される片頭痛様発作に対しては，スマトリプタン経口投与よりも皮下注投与のほうが有効性が高いことが知られている[6]．ICHD-3 の診断基準を表 2 に示す．

3．その他

アトロピン（atropine），ジギタリス（digitalis），ジスルフィラム（disulfiram），ヒドララジン（hydralazine），イミプラミン（imipramine），ニコチン（nicotine），ニフェジピン（nifedipine），ニモジピン（nimodipine）などが知られている．

薬剤の使用過多による頭痛
（薬物乱用頭痛：MOH）

MOH は，片頭痛や緊張型頭痛などの患者が急性期頭痛治療薬を過剰に使用することにより，頭痛頻度や持続時間が増加して慢性的に頭痛を呈するようになった状態と定義される．薬物の使用過多が是正されないかぎり頭痛は持続するが，いったん起因薬剤の使用が中止されれば頭痛は改善するか，少なくとも薬物使用過多の発生以前のパターンに戻るため，正しい診断と治療が非常に重要である．

1．疫 学

一般人口における MOH の有病率は，疑い例を含めると約 1〜2％と推定されている．男女比 1：3.5 と片頭痛有病率における女性優位性を考慮しても，MOH は女性に頻度の高い疾患である．過剰使用される頭痛薬は，アセトアミノフェンや NSAIDs などの鎮痛薬・トリプタン・複合鎮痛薬（鎮痛薬とカフェインの合剤など）・エルゴタミン・オピオイド・バルビツール酸があり，ICHD-3 にはそれぞれの薬剤に対する MOH のサブ

表 3. 8.2「薬剤の使用過多による頭痛（薬物乱用頭痛，MOH）」のサブフォーム
と使用過多の基準

8.2.1　エルゴタミン乱用頭痛　10 日/月
8.2.2　トリプタン乱用頭痛　10 日/月
8.2.3　非オピオイド系鎮痛薬乱用頭痛
8.2.3.1　パラセタモール（アセトアミノフェン）乱用頭痛　15 日/月
8.2.3.2　非ステロイド性抗炎症薬（NSAID）乱用頭痛　15 日/月
8.2.3.2.1　アセチルサリチル酸乱用頭痛　15 日/月
8.2.3.3　その他の非オピオイド系鎮痛薬乱用頭痛　15 日/月
8.2.4　オピオイド乱用頭痛　10 日/月
8.2.5　複合鎮痛薬乱用頭痛　10 日/月
8.2.6　単独では乱用に該当しない複数医薬品による薬物乱用頭痛　10 日/月
8.2.7　特定不能または乱用内容未確認の複数医薬品による薬物乱用頭痛
8.2.8　その他の治療薬による薬物乱用頭痛

フォームが記載されている（表 3）．なお，ブタルビタール（butalbital）などのバルビツール酸による MOH は難治性であるが，本邦では頭痛治療に使用されることがないため，遭遇する機会はほぼない．トラマドールは μ 受容体に弱く結合し，セロトニンとノルアドレナリンのシナプスでの再取り込みを阻害する．呼吸器，心臓，胃腸に対する副作用が他のオピオイドに比較して少ないことから使用頻度が高まっている．片頭痛発作に対する頭痛改善効果は，プラセボに比較して有意に高く，ジクロフェナックと同等であることが示されている[7]．しかし，片頭痛患者に使用して MOH を誘発しないように注意すべきである．

2．病態生理

MOH は片頭痛あるいは緊張型頭痛を基礎疾患に有する患者に起こる．同じ一次性頭痛でありながら群発頭痛の患者に起こることは稀である．さらに，慢性関節リウマチ患者が大量に鎮痛薬を使用しても新規の頭痛発生が問題となることはないため，片頭痛あるいは緊張型頭痛の病態そのものが MOH を引き起こしやすい素因となっていると考えられている．薬剤による中枢性の受容体発現や受容体機能発現機構の変調が MOH 発症に重要な因子であることが推測されている．中脳水道周囲灰白質（periaqueductal grey；PAG）や吻側延髄腹内側部は侵害受容調節に重要な役割を果たしているが，MOH では，吻側延髄腹内側部の on cell の活動過剰によって疼痛閾値が低下した結果，中枢性感作（central sensitization）が生じていると考えられている．また，片頭痛の前兆の発現は，

皮質拡延性抑制（cortical spreading depression；CSD）という現象によって引き起こされていることが知られているが，アセトアミノフェンを 30 日間にわたって慢性投与したラットでは，CSD の発生閾値が低下したことが示されている．中枢性の異常だけでなく，末梢性の異常を指摘する報告も存在する．ラットにトリプタンを慢性投与することで，顔面の触覚刺激によるアロディニアが誘発されることを明らかにしたが，この際に三叉神経節ニューロンで NO やカルシトニン遺伝子関連ペプチド（calcitonin gene-related peptide；CGRP）産生亢進が確認されている．

以上，述べたような痛覚系の異常に関する研究に加え，MOH と薬物依存との類似性を指摘する研究も存在する．Calabresi ら[8]は線条体や前頭前部・辺縁系の機能異常を想定した MOH モデルを提唱している．このモデルは，腹側被蓋野から前頭前部・辺縁系皮質・腹側線条体に投射するドパミン作動性ニューロンの過剰活動によって中枢性感作が生じ，その後に黒質から背側線条体に投射するドパミン作動性ニューロンによって薬物を乱用する習慣が維持されると想定している．また，^{18}F-fluorodeoxyglucose（FDG）を用いた PET によって片頭痛を基礎疾患とした MOH 患者の眼窩前頭部皮質の代謝低下が高い再現性で確認されている．同部位における代謝低下は，アルコールを含めた薬物中毒患者においてもしばしば認められる．MOH と薬物中毒との関連を支持する遺伝学的研究もある．BDNF（brain-derived neurotrophic factor）の遺伝子における遺伝子多型 Val66Met

表 4. ICHD-3 による 8.2「薬剤の使用過多による頭痛(薬物乱用頭痛, MOH)」診断基準

A. 以前から頭痛疾患をもつ患者において, 頭痛は 1 ヶ月に 15 日以上存在する
B. 1 種類以上の急性期または対症的頭痛治療薬を 3 ヶ月を超えて定期的に乱用している(注❶〜❸)
C. ほかに最適な ICHD-3 の診断がない

注❶
患者は, 下記の特定の乱用(多用)している薬物と診断基準により, 8.2「薬剤の使用過多による頭痛(MOH)」の 1 つ以上のサブタイプでコード化しなくてはならない. 例えば, 8.2.2「トリプタン乱用頭痛」の診断基準と 8.2.3「非オピオイド系鎮痛薬乱用頭痛」のサブフォームの 1 つの基準を満たす患者は, これらの両方をコード化しなくてはならない.
患者が複合鎮痛薬を乱用しているときは例外で 8.2.5「複合鎮痛薬乱用頭痛」にコード化され, 複合鎮痛薬を構成している各薬剤の基準によらない.

注❷
個々の薬物が単独では乱用されない場合であっても, 急性期または対症的頭痛治療薬を乱用に合致する方法で多剤併用する患者の場合には, 8.2.6「単独では乱用に該当しない複数医薬品による薬物乱用頭痛」にコード化しなくてはならない.

注❸
急性期または対症的頭痛治療薬を明確に多剤乱用している患者で, それらの名前または量(あるいはその両方)の十分な説明ができない場合は, より有用な情報が得られるまで 8.2.7「特定不能または乱用内容未確認の複数医薬品による薬物乱用頭痛」にコード化する.
ほとんどすべての患者で, 頭痛ダイアリーによる観察が必要である.

と薬物中毒と行動異常との関連が以前より知られていたが, MOH 患者の中でこの多型を示す者もやはり薬物使用過多の程度が強いことが報告されている. また, 内因性カンナビノイド系は痛覚調節に重要な役割を果たすが, 腹側被蓋野の内因性カンナビノイド系は報酬効果にも関与している. MOH 患者では代表的な内因性カンナビノイドであるアナンダマイド(anandamide)が髄液中で低値を示し, 痛覚調節と依存症との関連が深い視床下部由来のオレキシン-A(orexin-A)と副腎皮質刺激ホルモン放出ホルモンの髄液中濃度が高値を示す.

3. 症 状

片頭痛や緊張型頭痛の特徴を持つ頭痛が, ほぼ毎日認められる. 頭痛は起床時から存在していることが多い. 頭痛の性状・強度・部位は一定しない傾向にあり, わずかな精神活動あるいは身体的活動によって増強されるため日常生活と社会的活動は大きな制限をうける. 一方, 起床時に頭痛を認めていなくても, これから頭痛が起こるだろうという不安を感じて, 急性期頭痛薬を常用してしまい, 頭痛を軽減しながら仕事をこなしているような患者もいる. MOH では不安やうつの共存がよく認められるのも特徴であり, 問診で明らかにする必要がある. トリプタン乱用による MOH では, 従来からある片頭痛の重症化や頻度の増加と

して現れることが多い. トリプタン服用は, エルゴタミン製剤や鎮痛薬に比べて少ない服用回数で(トリプタン 18 回/月, エルゴタミン製剤 37 回/月, 鎮痛薬 114 回/月), かつ早く(トリプタン 1.7 年, エルゴタミン製剤 2.7 年, 鎮痛薬 4.8 年)MOH に至りやすい傾向が知られている[9]. また, NSAIDs を乱用している患者では胃粘膜障害や腎機能障害などの合併にも注意する必要がある.

4. 診 断

ICHD-3 の診断基準を表 4 に示す. もっとも重要なことは, 本来の頭痛疾患の正確な診断と頭痛治療薬の種類・服用量・服薬期間の詳しい聴取である. 各薬剤について「使用過多」の基準が ICHD-3 に記載されている(表3). 鑑別診断としては脳腫瘍・静脈洞血栓症・副鼻腔炎・巨細胞性動脈炎などがあり, 画像検査や血液検査による慎重な除外が必要である.

ICHD-3 の診断基準によれば片頭痛あるいは緊張型頭痛の既往のある患者が, 月に 15 日以上頭痛を認めており, 3 ヶ月を超えて急性期頭痛治療薬の使用過多の状態にあり, 他の疾患が除外されていれば診断基準が満たされる. 実際の診療場面では, 片頭痛や緊張型頭痛がベースにあって, 慢性頭痛を呈し, かつ薬剤使用過多の状態にある患者を診察したときに, 薬剤使用過多が慢性頭痛の原因であるのか, あるいは頭痛の重症度が高いため

表 5. 8.1.7「カルシトニン遺伝子関連ペプチド(CGRP)誘発頭痛」
ICHD-3 診断基準

8.1.7.1「即時型 CGRP 誘発頭痛」
　　A．C を満たすすべての頭痛
　　B．カルシトニン遺伝子関連ペプチド(CGRP)投与が行われている
　　C．原因となる証拠として，以下のすべてが示されている
　　　①頭痛は CGRP 吸収後 1 時間以内に発現する
　　　②頭痛は CGRP 吸収停止後 1 時間以内に消失する
　　　③以下の 4 つの特徴の少なくとも 1 項目を満たす
　　　　a）両側性
　　　　b）強さは軽度から中等度
　　　　c）拍動性
　　　　d）身体的活動により増悪
　　D．ほかに最適な ICHD-3 の診断がない
8.1.7.2「遅発型 CGRP 誘発頭痛」診断基準
　　A．頭痛は，1.「片頭痛」患者では，片頭痛の特徴と C を満たす
　　B．カルシトニン遺伝子関連ペプチド(CGRP)投与が行われている
　　C．原因となる証拠として，以下の両方が示されている
　　　①頭痛は CGRP 投与後 2～12 時間以内に発現する
　　　②頭痛は CGRP 投与停止後 72 時間以内に消失する
　　D．ほかに最適な ICHD-3 の診断がない

に結果的に薬剤使用過多に至っているのかを判断するのは困難なことが多い.

5. 治療

患者に MOH のメカニズムをよく説明し，納得してもらう必要がある. 起因薬物の中止と反跳性頭痛への対処に加えて，予防薬投与が重要である. 片頭痛では，慢性片頭痛に合併した症例がほとんどである. アミトリプチリン，ロメリジン，バルプロ酸などに加えて CGRP 関連抗体薬であるガルカネズマブ，フレマネズマブ，エレヌマブが有効である. 反跳性頭痛はトリプタンが起因薬剤であればアセトアミノフェンや NSAIDs を，アセトアミノフェンや NSAIDs であればトリプタンを用いる. うつや不安の強い場合は，心療内科や精神神経科へのコンサルテーションも必要である.

片頭痛病態解明目的の薬剤誘発研究

1. カルシトニン遺伝子関連ペプチド(CGRP)

CGRP は 37 個のアミノ酸からなるニューロペプチドであり，三叉神経節ニューロンや後根神経節ニューロンといった一次性感覚ニューロンや大脳や脳幹などの中枢神経系に広く分布している. 強力な血管拡張作用を有する. 片頭痛の病態に重要な役割を果たしており，CGRP あるいは受容体に対するモノクローナル抗体や CGRP 受容体拮抗

薬が片頭痛治療として用いられている. そもそも，CGRP を片頭痛治療標的にする考えは，CGRP を片頭痛患者に投与した際に，ニトログリセリン投与時と同様に，遅発性に片頭痛様発作が誘発されたという観察が契機になっている. CGRP(2 μg/分，20 分間)の投与を行った際に，前兆のない片頭痛患者で 50% の確率で即時的に頭痛が誘発された[10]. さらに，30% の確率で遅発性の片頭痛様発作が誘発された(プラセボ投与では誘発なし). 片頭痛様発作は，中間値として注入後 5 時間(1～12 時間)で誘発され，頭痛スコアの中間値は 4(1～6)であった. 他の研究でも，前兆のない片頭痛患者の 75%[11]，前兆のある片頭痛患者の 57%[12] で遅発性片頭痛様発作が確認されている. なお，前述のニトログリセリンによる片頭痛様発作発生時にも CGRP の血中濃度上昇が報告されている[13]. 表 5 に 8.1.7「カルシトニン遺伝子関連ペプチド(CGRP)誘発頭痛」ICHD-3 診断基準を示す.

2. Pituitary adenylate cyclase-activating polypeptide(PACAP)と vasoactive intestinal peptide(VIP)

PACAP はヒツジ視床下部サンプルのアデニレートシクラーゼ活性を有する分画から発見されたペプチドであり[14]，血管拡張作用を有する. 前

兆のない片頭痛患者に対するPACAP38(10 pmol/kg/分, 20分間)の投与で92%の確率で片頭痛様発作が誘発されている(プラセボ投与では誘発なし)[15]. 片頭痛様発作発現までの中間値は6時間(2～11時間)であった. PACAP38投与によって, 中硬膜動脈拡張が引き起こされたが, 中大脳動脈拡張は認められなかった. なお, 前兆のない片頭痛に対するPACAP27(10 pmol/kg/分, 20分間)の投与によっても55%の確率で片頭痛様発作が誘発されている(プラセボでは10%)[16]. 片頭痛様発作発現までの中間値は3時間(30分～7時間)であった. PACAPも片頭痛治療の新たなターゲットとして注目されている. VIPはPACAPとアミノ酸配列のホモロジーが高いが, VIPの片頭痛様発作作用はPACAPに比較して低い[17]. 最近になり, VIP投与時間を2時間に延長することによって遅発性片頭痛様発作が71%の確率で誘発されることが報告された(プラセボ投与では5%)[18].

3. アミリン(amylin)

アミリンは37個のアミノ酸からなるペプチドであり, 膵臓β細胞からインスリン分泌を促進する. アミノ酸配列についてCGRPとのホモロジーが高い. アミリンの受容体には, AMY_1, AMY_2, AMY_3の3つのサブタイプがあるが, CGRPはアミリンとほぼ同等の親和性をもってAMY_1に作用する[19]. しかも, アミリンとAMY_1は三叉神経系での発現が確認されている. 三叉神経節の免疫染色の検討からは, CGRPに比較するとアミリンの発現レベルは高くないと考えられている. 最近になり, 選択的AMY_1受容体作動薬であるpramlintideを前兆のない片頭痛患者に投与すると, 41%の確率で遅発性片頭痛様発作が誘発されることが報告された(CGRP投与では56%)[20]. アミリンあるいはCGRPのAMY_1受容体を介した作用が片頭痛病態の中でどのような役割を果たしているのかについてはさらなる研究が期待される.

4. カリウムチャネル開口薬

カリウムチャネル開口薬levcromakalimは,

ATP感受性カリウムチャネルに作用してカリウムを細胞外に放出させる. 片頭痛患者に同薬を静注(0.05 mg/分, 20分間)すると100%の確率で片頭痛様発作が誘発された(プラセボ投与では6%)[21]. 片頭痛様発作は中間値で投与後3時間(1～9時間)で誘発された. 片頭痛患者の1/4～1/3は, 頭痛の前に前兆と呼ばれる一過性の神経症候を呈する. Levcromakalimは前兆のある片頭痛患者に投与されると, 59%の確率で前兆と頭痛発作の両方を誘発した(プラセボ投与では観察されず)[22]. カルシウム活性型カリウムチャネルBKCa開口薬MaxiPostの静注投与(0.05 mg/分, 20分間)によっても前兆のない片頭痛患者で片頭痛様発作が95%の確率で誘発されている(プラセボ投与では誘発なし)[23]. 片頭痛様発作は中間値で投与後3時間(1～9時間)で誘発されており, levcromakalimと類似のタイミングを示した.

5. その他の薬剤

プロスタグランジンE_2およびI_2とヒスタミンも片頭痛患者に片頭痛様発作を誘発する.

以上の誘発研究の結果と各薬剤の薬理作用から, 片頭痛の病態にprotein kinase A, protein kinase G, ATP感受性カリウムチャネル, カルシウム活性型カリウムチャネルBKCaの重要性が浮かび上がってきた.

参考文献

1) Thomsen LL, Kruuse C, Iversen HK, et al：A nitric oxide donor(nitroglycerin)triggers genuine migraine attacks. Eur J Neurol, **1**：73-80, 1994.
Summary 片頭痛患者にニトログリセリンを投与すると即時的な頭痛が起きるだけでなく, 典型的な片頭痛発作と同様の頭痛を遅発性に誘発することを指摘.

2) Ashina M, Bendtsen L, Jensen R, et al：Nitric oxide-induced headache in patients with chronic tension-type headache. Brain, **123**(Pt 9)：1830-1837, 2000.

3) Ekbom K, Sjostrand C, Svensson DA, et al：Periods of cluster headache induced by nitrate

therapy and spontaneous remission of angina pectoris during active clusters. Cephalalgia, **24** : 92-98, 2004.

4) Guo S, Olesen J, Ashina M : Phosphodiesterase 3 inhibitor cilostazol induces migraine-like attacks via cyclic AMP increase. Brain, **137** : 2951-2959, 2014.

5) Butt JH, Rostrup E, Hansen AS, et al : Induction of migraine-like headache, but not aura, by cilostazol in patients with migraine with aura. Brain, **141** : 2943-2951, 2018.

6) Falkenberg K, Bjerg HR, Olesen J : Subcutaneous sumatriptan reduces cilostazol induced headache in migraine patients. Cephalalgia, **40** : 842-850, 2020.

7) Engindeniz Z, Demircan C, Karli N, et al : Intramuscular tramadol vs. diclofenac sodium for the treatment of acute migraine attacks in emergency department : a prospective, randomised, double-blind study. J Headache Pain, **6** : 143-148, 2005.

8) Calabresi P, Cupini LM : Medication-overuse headache : similarities with drug addiction. Trends Pharmacol Sci, **26** : 62-68, 2005.

9) Diener HC, Dodick D, Evers S, et al : Pathophysiology, prevention, and treatment of medication overuse headache. Lancet Neurol, **18** : 891-902, 2019.

10) Lassen LH, Haderslev PA, Jacobsen VB, et al : CGRP may play a causative role in migraine. Cephalalgia, **22** : 54-61, 2002.

11) Asghar MS, Hansen AE, Amin FM, et al : Evidence for a vascular factor in migraine. Ann Neurol, **69** : 635-645, 2011.

12) Hansen JM, Hauge AW, Olesen J, et al : Calcitonin gene-related peptide triggers migraine-like attacks in patients with migraine with aura. Cephalalgia, **30** : 1179-1186, 2010.

13) Juhasz G, Zsombok T, Modos EA, et al : NO-induced migraine attack : strong increase in plasma calcitonin gene-related peptide(CGRP) concentration and negative correlation with platelet serotonin release. Pain, **106** : 461-470, 2003.

14) Miyata A, Arimura A, Dahl RR, et al : Isolation of a novel 38 residue-hypothalamic polypeptide which stimulates adenylate cyclase in pituitary cells. Biochem Biophys Res Commun, **164** : 567-574, 1989.

15) Schytz HW, Birk S, Wienecke T, et al : PACAP38 induces migraine-like attacks in patients with migraine without aura. Brain, **132** : 16-25, 2009.

16) Ghanizada H, Al-Karagholi MA, Arngrim N, et al : PACAP27 induces migraine-like attacks in migraine patients. Cephalalgia, **40** : 57-67, 2020.

17) Amin FM, Hougaard A, Schytz HW, et al : Investigation of the pathophysiological mechanisms of migraine attacks induced by pituitary adenylate cyclase-activating polypeptide-38. Brain, **137** : 779-794, 2014.

18) Pellesi L, Al-Karagholi MA, De Icco R, et al : Effect of Vasoactive Intestinal Polypeptide on Development of Migraine Headaches : A Randomized Clinical Trial. JAMA Netw Open, **4** : e2118543, 2021.

19) Rees TA, Hendrikse ER, Hay DL, et al : Beyond CGRP : The calcitonin peptide family as targets for migraine and pain. Br J Pharmacol 2021.

20) Ghanizada H, Al-Karagholi MA, Walker CS, et al : Amylin Analog Pramlintide Induces Migraine-like Attacks in Patients. Ann Neurol, **89** : 1157-1171, 2021.

21) Al-Karagholi MA, Hansen JM, Guo S, et al : Opening of ATP-sensitive potassium channels causes migraine attacks : a new target for the treatment of migraine. Brain, **142** : 2644-2654, 2019.

22) Al-Karagholi MA, Ghanizada H, Nielsen CAW, et al : Opening of ATP sensitive potassium channels causes migraine attacks with aura. Brain, **144** : 2322-2332, 2021.

23) Al-Karagholi MA, Ghanizada H, Waldorff Nielsen CA, et al : Opening of BKCa channels causes migraine attacks : a new downstream target for the treatment of migraine. Pain, **162** : 2512-2520, 2021.

FAX による注文・住所変更届け

改定：2015 年 1 月

　毎度ご購読いただきましてありがとうございます.
　読者の皆様方に小社の本をより確実にお届けさせていただくために，FAX でのご注文・住所変更届けを受けつけております．この機会に是非ご利用ください.

◇ご利用方法
　FAX 専用注文書・住所変更届けは，そのまま切り離して FAX 用紙としてご利用ください．また，注文の場合手続き終了後，ご購入商品と郵便振替用紙を同封してお送りいたします．**代金が 5,000 円をこえる場合，代金引換便とさせて頂きます.** その他，申し込み・変更届けの方法は電話，郵便はがきも同様です.

◇代金引換について
　本の代金が 5,000 円をこえる場合，代金引換とさせて頂きます．配達員が商品をお届けした際に，現金またはクレジットカード・デビットカードにて代金を配達員にお支払い下さい(本の代金＋消費税＋送料)．(※年間定期購読と同時に 5,000 円をこえるご注文を頂いた場合は代金引換とはなりません．郵便振替用紙を同封して発送いたします．代金後払いという形になります．送料は定期購読を含むご注文の場合は頂きません)

◇年間定期購読のお申し込みについて
　年間定期購読は，1 年分を前金で頂いておりますため，代金引換とはなりません．郵便振替用紙を本と同封または別送いたします．送料無料，また何月号からでもお申込み頂けます.
　毎年末，次年度定期購読のご案内をお送りいたしますので，定期購読更新のお手間が非常に少なく済みます.

◇住所変更届けについて
　年間購読をお申し込みされております方は，その期間中お届け先が変更します際，必ずご連絡下さいますようよろしくお願い致します.

◇取消，変更について
　取消，変更につきましては，お早めに FAX，お電話でお知らせ下さい.
　返品は，原則として受けつけておりませんが，返品の場合の郵送料はお客様負担とさせていただきます．その際は必ず小社へご連絡ください.

◇ご送本について
　ご送本につきましては，ご注文がありましてから約 1 週間前後とみていただきたいと思います．お急ぎの方は，ご注文の際にその旨をご記入ください．至急送らせていただきます．2〜3 日でお手元に届くように手配いたします.

◇個人情報の利用目的
　お客様から収集させていただいた個人情報，ご注文情報は本サービスを提供する目的(本の発送，ご注文内容の確認，問い合わせに対しての回答等)以外には利用することはございません.

　その他，ご不明な点は小社までご連絡ください.

株式会社　全日本病院出版会　　〒113-0033 東京都文京区本郷 3-16-4-7F
電話 03(5689)5989　FAX03(5689)8030　郵便振替口座 00160-9-58753

年　　月　　日

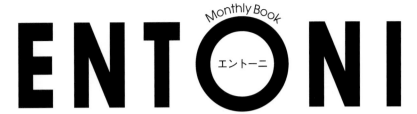

FAX 専用注文書

「Monthly Book ENTONI」誌のご注文の際は，このFAX専用注文書もご利用頂けます．また電話でのお申し込みも受け付けております．
毎月確実に入手したい方には年間購読申し込みをお勧めいたします．また各号1冊からの注文もできますので，お気軽にお問い合わせください．

バックナンバー合計
5,000円以上のご注文
は代金引換発送

―お問い合わせ先―
㈱全日本病院出版会 営業部
電話 03(5689)5989　　FAX 03(5689)8030

□**年間定期購読申し込み**　**No.**　　から

□**バックナンバー申し込み**

No.	－	冊	No.	－	冊	No.	－	冊	No.	－	冊
No.	－	冊	No.	－	冊	No.	－	冊	No.	－	冊
No.	－	冊	No.	－	冊	No.	－	冊	No.	－	冊
No.	－	冊	No.	－	冊	No.	－	冊	No.	－	冊

□**他誌ご注文**

	冊		冊

お名前	フリガナ　　　　　　　　　　　　　　　　　　　印	電話番号
ご送付先	〒　　－　　　　　　　　　　　　　　　　　　　　　□自宅　　□お勤め先	

領収書　無 ・ 有 （宛名：　　　　　　　　　　　　　　）

FAX 03-5689-8030 全日本病院出版会行

年　月　日

住 所 変 更 届 け

お 名 前	フリガナ	
お客様番号		毎回お送りしています封筒のお名前の右上に印字されております8ケタの番号をご記入下さい。
新お届け先	〒　　　　　　都 道 　　　　　　　府 県	
新電話番号	（　　　　　　）	
変更日付	年　　月　　日より	月号より
旧お届け先	〒	

※ 年間購読を注文されております雑誌・書籍名に✓を付けて下さい。

- ☐ Monthly Book Orthopaedics （月刊誌）
- ☐ Monthly Book Derma. （月刊誌）
- ☐ 整形外科最小侵襲手術ジャーナル （季刊誌）
- ☐ Monthly Book Medical Rehabilitation （月刊誌）
- ☐ Monthly Book ENTONI （月刊誌）
- ☐ PEPARS （月刊誌）
- ☐ Monthly Book OCULISTA （月刊誌）

FAX 03-5689-8030

全日本病院出版会行

通常号⇒ 本体 2,500 円＋税
※その他のバックナンバー, 各目次等
　の詳しい内容は HP
　（www.zenniti.com）をご覧下さい.

編集顧問：本庄　　巌	京都大学名誉教授	
小林　俊光	仙塩利府病院 耳科手術センター長	No. 268　編集企画：
編集主幹：曾根 三千彦	名古屋大学教授	野中　学　東京女子医科大学教授
香取　幸夫	東北大学教授	

Monthly Book ENTONI　No. 268

2022 年 3 月 15 日発行（毎月 1 回 15 日発行）
定価は表紙に表示してあります.
Printed in Japan

発行者　　末 定 広 光
発行所　　株式会社　全日本病院出版会
〒 113-0033 東京都文京区本郷 3 丁目 16 番 4 号 7 階
電話（03）5689-5989　Fax（03）5689-8030
郵便振替口座 00160-9-58753

© ZEN・NIHONBYOIN・SHUPPANKAI, 2022

印刷・製本　三報社印刷株式会社　　電話（03）3637-0005
広告取扱店　㈱日本医学広告社　　　電話（03）5226-2791